婴幼儿安睡宝典

PRECIOUS LITTLE SLEEP

[美] 亚历克西丝·迪比耶夫
（Alexis Dubief）

迟文成 礼建奇 ◎译

中国科学技术出版社
·北 京·

本书中文简体字版通过 **Grand China Publishing House**（中资出版社）授权中国科学技术出版社在中国大陆地区出版并独家发行。未经出版者书面许可，不得以任何方式抄袭、节录或翻译本书的任何部分。

北京市版权局著作权合同登记 图字：01-2022-5244

图书在版编目（ＣＩＰ）数据

婴幼儿安睡宝典 /（美）亚历克西丝·迪比耶夫
(Alexis Dubief) 著；迟文成，礼建奇译 . -- 北京：
中国科学技术出版社，2024.5
　　书名原文：Precious Little Sleep
　　ISBN 978-7-5236-0441-0

　　Ⅰ . ①婴… Ⅱ . ①亚… ②迟… ③礼… Ⅲ . ①婴幼儿
－睡眠－基本知识 Ⅳ . ① R174

中国国家版本馆 CIP 数据核字 (2024) 第 039920 号

执行策划	黄　河　桂　林	
责任编辑	申永刚	
策划编辑	申永刚　方　理	
特约编辑	张　可	
版式设计	张　维　翟晓琳	
封面设计	东合社·安宁	
责任印制	李晓霖	

出　　版	中国科学技术出版社	
发　　行	中国科学技术出版社有限公司发行部	
地　　址	北京市海淀区中关村南大街 16 号	
邮　　编	100081	
发行电话	010-62173865	
传　　真	010-62173081	
网　　址	http://www.cspbooks.com.cn	

开　　本	787mm×1092mm　1/16	
字　　数	230 千字	
印　　张	18	
版　　次	2024 年 5 月第 1 版	
印　　次	2024 年 5 月第 1 次印刷	
印　　刷	深圳市精彩印联合印务有限公司	
书　　号	ISBN 978-7-5236-0441-0/R·3172	
定　　价	69.80 元	

（凡购买本社图书，如有缺页、倒页、脱页者，本社发行部负责调换）

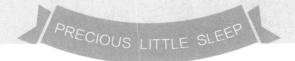

PRECIOUS LITTLE SLEEP

你能为孩子做的最好的事情之一，
就是帮助他养成健康的睡眠习惯。
关于如何养育孩子这件事，
有太多不同的声音，很容易让人不知所措。
实际上，所有声音都在表达同一个观点：
给予你的孩子他应得的爱。

PRECIOUS
LITTLE SLEEP

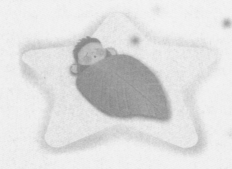

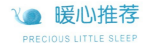
海蒂·麦考夫（Heidi Murkoff）
世界上最畅销的孕期指南《海蒂育儿大百科》（*What to Expect*）作者

《婴幼儿安睡宝典》这本书经过仔细的梳理和深度的研究，为你提供了多种婴儿睡眠方法，以便你选择最适合自身家庭的那一种，完全不用担心使用它时会给你的身心带来负担。也难怪此书在社群里，在妈妈中的呼声最高。

虾米妈咪
中国科普作家协会理事、儿科医生、《虾米妈咪育儿正典》作者

"秩序感"被打破是造成婴幼儿睡眠问题的常见原因。尤其宝宝出生后的第一年，睡眠规律不断变化，白天睡得太多、吃得不够、分离焦虑及长牙等都可能是孩子频繁夜醒哭闹的原因。《婴幼儿睡眠宝典》将会帮助父母了解孩子的睡眠规律，协助父母发现问题，并做出养育调整，帮助孩子睡得更好。祝大家阅读本书后，全家都能拥有好的睡眠。

王静竹

中国妇幼保健协会新生儿保健专业委员会常务委员、儿童保健科主任医师

《婴幼儿睡眠宝典》是我读到的关于婴儿睡眠的最好的书籍，良好的睡眠习惯不仅有助于宝宝的身体健康，还能促进他们的认知能力和情绪发展。本书不仅介绍了婴幼儿睡眠的基本原理和发展过程，还为不同年龄阶段宝宝的家长提供实用的建议和技巧。无论你是新手父母，还是有经验的家长，本书都会给你带来灵感和帮助，还有心灵上的安慰。

喆　妈

公益阅读创始人、知名童书阅读推广大使

婴儿睡眠可能是现代焦头烂额的新手父母们最关注的事了。《婴幼儿安睡宝典》讨论了哪些哄睡方法可能最有效，具体取决于你家宝宝的气质和你的家庭情况。本书更多是给予了父母充分的心理支持和鼓励。为自己节省一些时间和金钱，你只需要看这本书就足够了。

英国本土最大的母婴网站"为妈妈而生"网站（MadeForMums）

《婴幼儿安睡宝典》是帮你摸清婴儿睡眠规律的最佳"教材"！新手爸爸和准爸爸们选择它的原因：永远没有一种让宝宝入睡的"完美方法"，但更可怕的是，误解宝宝无法入睡是因你而起会导致更深的无力感和内疚。

本书真正地给予你、你的爱人和你的孩子一把通往良好睡眠的"钥匙"。在理解书中的知识后，你就不用把宝宝睡不好这一切都怪到自己身上啦。

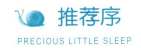
为通往良好的婴幼儿睡眠搭建一座爱的桥梁

中国医师协会儿童睡眠学组委员

吉林省妇幼保健院儿童保健科主任医师

倪锡莲

婴幼儿阶段是大脑发育的关键时期。大量研究证明，睡眠能巩固记忆和保证大脑发育，使大脑发挥最佳功能。因此睡眠对儿童的影响比对成人的更大，健康的睡眠最有益于孩子的健康和幸福。

《婴幼儿安睡宝典》一书，记录了儿童睡眠改善的详细过程，凝聚了作者对解决婴幼儿睡眠问题辛勤付出的智慧，总结了成千上万家庭的实操经验，帮助父母们教会宝宝睡觉，享受做父母的乐趣。

在育儿的时候，我们要意识到每个孩子的气质类型不同，每个孩子个性发育特征不同，尤其对于具有挑战性行为的孩子，培养良好的睡眠习惯更加困难。本书对安排新生儿、婴幼儿合理的入睡时间，睡前固定活动等良好睡眠习惯的建立，常见的导致睡眠问题的原因等方面进行了详细分析和研究，并给出了非常宝贵的解决婴幼儿睡眠问题的具体方法：

☽ 首先，给孩子提供一个安全的睡眠环境；

☽ 再按照孩子的个性定制喂奶时间表和睡眠时间表；

☽ 最后，让宝宝在父母的帮助下养成自主入睡习惯。

除此之外，本书还提供帮助家人获得健康睡眠所需的知识和策略，帮助被孩子睡眠问题困扰的家长调整心态，使父母厘清孩子吃、喝、拉、撒、睡等事务中的头绪。

相信本书对新手父母们科学正确地育儿有积极的指导作用。让孩子睡得好、长得好，是通往高山的一条捷径，是通向胜利彼岸的一座桥梁。

倪锡莲，吉林省妇幼保健院儿童保健科主任医师，吉林省妇幼保健协会专家委员会委员，中国医师协会睡眠医学专业委员会儿童睡眠学组委员，中国妇幼保健协会自闭症防治专业委员会常务委员，国家二级心理咨询师、二级公共营养师，儿童健康指导师。

毕业于白求恩医科大学，从事新生儿和儿童保健临床工作30余年，擅长儿童神经心理发育评估、生长发育评价、婴幼儿语言发育评估指导，高危儿早期干预及儿童睡眠行为、饮食行为等问题干预，以及儿童营养性疾病、儿童发育障碍疾病如语言发育迟缓、孤独症谱系障碍、注意缺陷多动障碍的早期诊治。

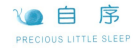
从"睡渣"宝宝的妈妈
变成百万家庭的哄睡导师

在我有孩子之前，我曾想，几十亿人都生养孩子，那能有多难？

后来我有了一个孩子。

邓肯出生的时候，我没有任何与婴儿相处的实践经验。我该拿这个小家伙怎么办？我迷失了。哺乳、哭闹、襁褓……明明这些事情在育儿班里看上去都那么简单。

我惊慌失措。最终，我冷静下来，掌握了一些基本的知识：如何换尿布而不沾上大便，如何给新生儿哺乳（一天得做 18 个小时，很快就能做得很好），如何在不伤害到婴儿的情况下给他剪指甲（这点我仍然毫无头绪），如何喂婴儿（显然是没完没了地喂）。

邓肯经常哭闹。当他不哭的时候，他就在嘟囔着抱怨，在杂货店、在车里、换衣服时、洗澡时、读故事时、在婴儿车里、在地板上玩耍时，他只有在哺乳的时候才不哭不抱怨。所以我们经常哺乳。

他从不睡觉，从不。为了让他小睡20分钟，我们哄了整整45分钟，累得腰酸背痛。让他在入睡时间入睡是一个痛苦的过程，持续时间比奥斯卡颁奖还要长。更糟的是，这些基本没有任何意义，因为他经常整夜不睡，挣扎很长时间，难以安抚。

很多育儿书都说这很正常，有些婴儿就是这样，如果他特别"焦躁"，这说明他需要更多的爱。我不够爱他？！怎么可能？！我最爱的就是他了。

但我不喜欢他睡觉的方式，我指的是他"几乎不睡"和"入睡极其困难"。

所以我不停地看书，把自己弄得晕头转向，想要试着调和这些矛盾的建议：多哺乳，间隔哺乳；坚持固定的时间表，不要让他过度疲劳；经常抱抱他，帮助他学会在没有陪伴的情况下入睡；安抚奶嘴很有用，安抚奶嘴是魔鬼。什么都不管用，我的睡眠策略就是"埋头苦干"。

经过几个月的哭闹、哺乳、再哭闹和不睡觉，我被诊断为母乳不足。这个诊断本应给我混乱的生活带来一些缓解，但实际上，由于催乳茶、药物摄入和不断泵奶，我压力倍增。

这种情况持续了好几个月之后，我和丈夫才意识到，摄入药物、催乳茶和泵奶除了让我发疯，没有任何作用。所以我们开始使用配方奶粉。

我住在佛蒙特州，是嬉皮士和自然的圣地。在这里，你在公共场合给孩子喂一瓶配方奶，无异于在教你的孩子抽烟。因为哺乳失败，我现在不得不成为那种用奶瓶喂奶的妈妈。

为了让哺乳能够持续下去，我们将母乳和配方奶混合起来，用一根很小的喂食管把奶喂进邓肯的嘴里。在极少的情况下，我们可以偷偷溜进一个学前幼儿班游戏群里（天知道我有多渴望与成年人接触），里面其他的妈妈都会哺乳他们快乐的宝宝，然后在孩子小睡的2个小时里，聊聊做西葫芦面包的事儿。而此时，我一只手抱着邓肯，另一只手把着混合配方奶，把奶瓶搭在肩膀上（奶瓶必须比他高），把喂食管放进瓶子里，然后将另一头偷偷地塞进他的嘴角（见图Ⅰ）。从来没有别的妈妈问我在干什么，但她们都把目光避开了，就像看到有人在公共场合意外失禁那样。

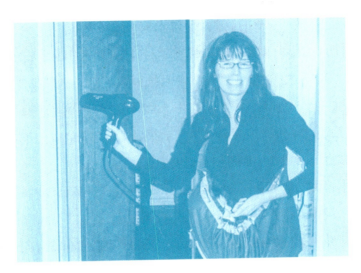

图Ⅰ　用喂食管给邓肯喂奶是唯一能让他小睡的方式。
仔细看，我脸上那不是微笑，那是鬼脸

即使我们解决了食物问题，邓肯还是哭个不停，不肯睡觉。

产科医生、哺乳顾问和儿科医生一再安慰我，说这是正常的。孩子的表现已经很好了。"照顾新生儿很难，你会挺过去的！"他们都这么说。

真的吗？在幼儿班里没有其他的孩子在不停哭闹。有的妈妈还成功地开网店，出售她们在婴儿较长的小睡时间里手工编织的帽子。而邓肯小睡的时间只够我吃一块饼干，有时能吃两块。邓肯5个月大的时候，晚上很少能睡8个小时，尽管感觉像是睡了很长时间，但他不停地醒来哭闹。

我在养育孩子方面是个十足的失败者。邓肯很痛苦，我也很痛苦。我一直坚持哺乳，但从他每天逐渐增加的配方奶摄入量中，我知道我正在输掉这场战斗。

我和丈夫累得精疲力竭，几乎不能正常生活。我们以薯片和罐装汤为食（居然没得坏血病，真是太不可思议了），轮班睡觉。我非常渴望周末的到来，这样我的丈夫就可以和我一起承受无休止地安抚婴儿的工作。他很感谢上班能让他从家里的混乱中解脱出来。

我从书籍、杂志、网站、论坛中，到处寻找能让一切好起来的"彩票"。我读到的基本都是，在婴儿昏昏欲睡时把他放下来。如果我把邓肯放到床上，哪怕只有1纳秒，他都会尖叫。通常需要整整20分钟，有时还要洗个热水澡，才能让他再次平静下来。如果说"把还未睡着的孩子放下来"是通往睡眠之国的钥匙，那我们永远也进不去。

一些书建议，哺乳和同床睡是解决问题的办法。我已经尽最大努力地哺乳了，从逻辑上讲，我已经不能给出更多的母乳了。同床睡也不是一个好主意，这并不是因为我反对这个做法，而是因为它根本没有用，还会让我变得更紧张。

我觉得自己非常虚弱，虚弱得就像一个透明人，阳光都能穿透我。我对邓肯又爱又恨，我幻想过把他留给丈夫，自己去住旅馆，哪怕只有一天，能只有我一个人，那是我梦中的天堂啊！

相反，我并没有这样做，而是做了大量的研究，寻找帮助邓肯睡得更好、哭得更少的方法。如果福尔摩斯是一个邋遢的、穿着没有换洗过的瑜伽裤的36岁妈妈，那我也是福尔摩斯。

经过几个月疯狂的寻找，我提出了一个新的假设：也许邓肯得了胃食管反流。他没有典型的症状，但这能说明邓肯哭闹和不睡觉的原因。我们敬爱的儿科医生并不买账，但他是个好人，支持我试试用药治疗。

我们开始进行药物治疗……真是不可思议。邓肯在换尿布时不再尖叫。我们凌晨2点不会再因邓肯难以安抚而带他出去开车遛弯。他的小睡时间由20分钟延长到45分钟，以许多标准衡量还是很短，但这已经是一个巨大的进步了。这些事情还算不上美好，但现在"美好"突然变得可以实现。也许，在未来的某一天，一切都会好起来。

这是我们慢慢爬出黑暗深井的开始。我们的孩子仍然睡眠不足，但至少他的肚子不再那么痛了。

随着邓肯感觉好些了，让他自主入睡、延长小睡时间等，这些以前难以想象的事情逐渐成为可能。入睡不再是一个漫长的、充满焦虑和泪水的神秘事件，我们能在晚上断奶了。

慢慢地，我们开始享受做父母的乐趣，而不仅仅是煎熬，还可以去看看那些说着"我爱宝宝"的人都在谈论什么。

哦，天啊，这是怎样的一年啊。

我早就知道当父母很难，但我没想到会这么难。能解决我之前问题的方法确实存在，但其中没有哪个是我缺乏睡眠的糊涂大脑可以采取的。在我试着回答一些基本问题时，我想我将会成为一个业余睡眠专家，比如"该如何让我孩子的睡眠时间超过 20 分钟？"。

当然，我原以为这应该不会这么难。

从 2011 年起，我开始写博客。我想和其他疲惫的父母分享我学到的东西，也许这样可以让他们免去几个月的疯狂寻找。

这些年来，我的读者从三四个人，增长到全世界的数百万人。这次曝光给我创造了宝贵的机会，让我接触到了顶尖的专家，还从成千上万的父母那里得到了宝贵的反馈和见解，这些经历最终让我有机会写下这本书。

这些经历让我们能共同见证这本书的诞生。多么希望在我育儿前期就有这么一本书啊。这些经得起时间考验，经过实证的策略，可以帮助你应对大大小小妨碍家庭健康睡眠的挑战。

PRECIOUS
LITTLE SLEEP

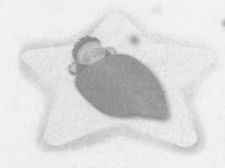

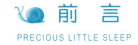
你能照顾好宝宝，也能和他一起睡个好觉

睡眠就像空气，你一般不会太在意，可一旦睡眠不足，你就会开始满脑子都想着这件事。

睡眠似乎是一件会自然发生的事情，就像排便一样。所以你会想当然地认为，婴儿会在需要睡觉的时候自然入睡。

但事实并非如此。

新生儿需要进行大量的训练才能入睡。在婴儿出生后的几周里，无论什么方法都会很容易让婴儿入睡，因为这么小的婴儿非常缺乏睡眠。然而，当这几周过去，在接下来的数月里，这些让婴儿轻易入睡的"有效方法"却会让你面临糟糕的短暂睡眠和夜晚。

很多人都经历过严重缺乏睡眠的日子，比如通宵准备期末考试、接受军事训练、乘坐夜间航班等。然而即使拥有这些经历，你也无法适应数月或数年照顾一个不好好睡觉的孩子，体验无休止的疲惫之苦。

比你长期缺乏睡眠更严重的是你的孩子也长期睡眠不足，因而你会有一种对不起孩子的感觉，由此还会产生巨大的压力。最痛苦的莫过于看着自己心爱的孩子因支离破碎的小睡而烦躁，或者在入睡时间试图哄疲惫不堪的孩子入睡，甚至在晚上 11 点、凌晨 1 点、凌晨 2 点……还在哄孩子睡觉。你知道孩子需要更好的睡眠，却不知道如何帮助孩子入睡。

一个广为流传的迷思是，睡眠持续严重不足是养育孩子所要付出的代价，因为你爱你的孩子，所以你就得默默地承受。

实际上，健康的睡眠并不是可有可无的，睡眠对我们和孩子都必不可少。这种无休止的疲惫既没有必要，又不会带来任何好处。帮助孩子睡个好觉是基于这样一种认识：睡眠最有益于孩子的健康和幸福。

让全家人都能整晚安睡

我会竭尽所能地在本书中为你提供丰富的资料，为你提供所有帮助家人获得健康睡眠所需的知识、工具和策略。可惜的是，婴儿睡眠的知识领域常常是混乱的，甚至充满了相互矛盾的说法，这使婴儿睡眠这件事看起来非常复杂。

其实不然。我们可以将它归结为 6 个基本目标：

1. 确保安全的睡眠

2. 为婴儿提供大量的安抚

3. 在适合的时间睡觉

4. 养成自主入睡的习惯

5. 停止夜间喂食

6. 坚持到底

本书提供了有助于实现这些目标的策略，并指导你如何根据孩子的年龄、性格以及育儿哲学运用这些策略。如果遵循书中的建议，可以确信的是，你和家人都能养成健康的睡眠习惯。

给疲惫忙碌父母的速读指引

众所周知，父母很少有闲暇时间进行阅读。如果你是一个"超级睡眠师"，你可以根据自己的情况对照目录阅读相关章节。

但是大多数人应该按顺序阅读整本书。现在你可能在想："这是什么疯狂的想法？我已经连续一周都穿同一条内裤了，我连换内裤的时间都没有，怎么可能会有时间看一本书？我连半本都看不完。"我明白你的意思，真的。而且我对你换不换内裤这件事没有任何意见。

如果你无法读完整本书，而且你的孩子是个新生儿，请重点看：

第 1 章——宝宝在哪里睡觉最合适？

第 2 章——从刚出生就哭闹不停的宝宝

第 5 章——哄宝宝睡觉的强大"战友"

如果你的孩子 4 ~ 6 个月大，试着挤出时间看：

第 1 章——宝宝在哪里睡觉最合适？

第 3 章——宝宝为什么怎么哄都睡不着？

第 4 章——宝宝长大后就能睡得好了吗？

第 5 章——哄宝宝睡觉的强大"战友"

第 6 章——睡眠辅助计划：2~4 个月宝宝睡眠引导

第 7 章——自主入睡学习计划：6 个月及以上宝宝睡眠引导

第 9 章——夜间饿了就吃 or 不吃睡一整晚？

第 10 章——白天良好的小睡是夜晚睡整觉的基石

如果你的孩子 6 ~ 12 个月大，不妨看看：

第 3 章——宝宝为什么怎么哄都睡不着？

第 4 章——宝宝长大后就能睡得好了吗？

第 6 章——睡眠辅助计划：2 ~ 4 个月宝宝睡眠引导

第 7 章——自主入睡学习计划：6 个月及以上宝宝睡眠引导

第 9 章——夜间饿了就吃 or 不吃睡一整晚？

第 10 章——白天良好的小睡是夜晚睡整觉的基石

第 11 章——孩子渐渐长大，不再需要睡眠辅助工具

如果你的孩子是幼儿或学龄前儿童，可以从以下章节开始：

第 4 章——宝宝长大后就能睡得好了吗？

第 13 章——多胎家庭安睡指南

第 12 章《自主入睡后，宝宝还是睡不好》，涉及了较少出现的问题，所以如果你已经排除了造成睡眠困难的常见原因，那就去看看吧。

附录《睡眠中潜在的并发症》对 95% 的人都不适用，因为里面涉及的问题相当罕见。然而，如果你认为孩子睡眠不好不仅仅因为"他是婴儿"，那么这些资料可以作为你与儿科医生进行有效谈话的基础。

本书结合了科学界和医学界对睡眠和安全的理解，以及我多年来与不

同家庭交流的经验。科学无法对生活中产生的所有问题都给出答案，所以这里的一些建议是基于个人观察所得。不过，我尽可能地标注了引述的科学文献，这样你就可以看出哪部分基于科学研究，哪部分是我自己的经验。

我已经尽最大的努力，与你们分享我从科学研究中和其他父母那里，以及我与众多婴儿相处过程中收集到的经验。我会尽量把事情简单化，给你一些空间，根据你自己的情况和育儿方式做出选择。我并不是来评判你的，也不是要求你遵从我的准则，而是给你提供指导，帮助你的宝宝养成健康的睡眠习惯。

有时，帮助孩子入睡似乎是一项重大的任务，会需要几个月的时间和大量设备方面的投资，而且还有点可怕。这就像攀登乞力马扎罗山一样，我也感同身受，当我站在山脚下的时候，也会心想："登山太难了。"

现在我已经站在山顶上了，说着："嘿，兄弟，上来！这并不像你想象的那么糟。上面的风景美极了！"

PRECIOUS
LITTLE SLEEP

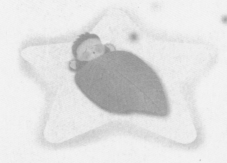

目 录

PRECIOUS LITTLE SLEEP

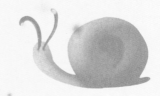

PRECIOUS
LITTLE SLEEP

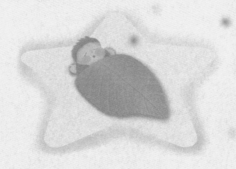

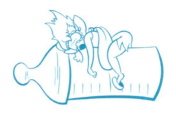

第1章　宝宝在哪里睡觉最合适?

大约 40% 的婴儿被当作"听话"的婴儿，如果你是这种"听话"婴儿的父母，你就会体会到这一点，因为你不会被缺觉所困扰。"听话"的婴儿没有那么"焦躁"，也不太哭闹，通常只需要稍稍干预一下，就能让他们的睡眠时间变得可预测。

照顾剩下 60% 的婴儿颇具挑战性，他们更容易无缘无故地哭闹。

> 他们可能需要哄很长时间才能入睡，但刚睡 20 分钟就醒了；
>
> 他们可能会在半夜醒来并一直不睡，就像觉得熬通宵很酷的学生一样；
>
> 他们可能会占据你所有的时间和精力，以至于"刷牙"成了你一天里唯一不用照顾婴儿的时刻。

"我太渴望睡觉了，并对这个话题喋喋不休，以至于我的朋友们都开始回避我了。"你不难猜出他现在有一个多么闹人的孩子。

这本书适合所有的父母，尤其是那些照顾颇具挑战性的孩子的父母。具有挑战性的孩子需要我们克服更多困难去照顾。发现了吧？你的孩子也能帮助你自己成长起来！

应对孩子的睡眠问题，先要有信心

在深入研究婴儿错综复杂的睡眠之前，让我们先来了解一些基本事实，这样之后就不会产生误解了：

❶ **你们是孩子最好的父母**。有时候养育孩子很难，你们可能会觉得自己是失败者。但是你们并不是！你们很了不起！没有人能比你们做得更好。孩子很幸运能有你们这样的父母。

❷ **你和你的伴侣会因为孩子的睡眠问题发生一次或多次的剧烈争吵，这不可避免**。总有一天晚上，你们会在凌晨 3 点为如何安抚哭闹的婴儿而吵（低声）得不可开交。在第二天晚上，你确信你的伴侣是一个彻头彻尾的傻瓜（这不是真的），因为他为了避免面对正在发生的事情而假装睡觉（这可能是真的）。人累了都会发牢骚，所以原谅对方吧，总有一天你会觉得这很好笑。

❸ **婴儿或多或少都会有这样或那样的睡眠问题，这些问题并不会随着孩子逐渐长大而消失**。你最好现在就给孩子穿上睡衣，处理他们的睡眠问题，因为即使他们长大到穿不下那些带有可爱图案的睡衣，大部分睡眠问题也不会自行消失。

❹ **有时婴儿不睡觉仅仅因为他们是婴儿**。你最好现在就承认这一点。而且睡眠是否有改进的空间并不总是很明显，但我希望这本书能帮助你决心改变。

⑤ **你能为孩子做的最好的事情之一，就是帮助他养成健康的睡眠习惯。** 关于如何养育孩子这件事，有太多不同的声音，很容易让人不知所措。实际上，所有声音都在表达同一个观点：给予你的孩子他应得的爱。

⑥ **婴儿是非常有趣的。** 但如果你整天都在想他们什么时候睡、在哪儿睡、怎么睡，或为什么不睡，那你将很难享受他们带来的乐趣。我们都陷入了睡眠困境的旋涡中，可能会产生轻微的抑郁。这个旋涡就是一种信号，告诉我们是时候做出改变了：它吸走了你的精力，使你错失了目睹 9 个月大的孩子把食物粘到头发上时带来的乐趣。

⑦ **当你把孩子带回家时，他的"睡仙"（Sleep Fairy）也跟你一起回来了。** 每个婴儿都自带一个"睡仙"，只是父母们常常太累了，没注意到他们的仙女在家里飞来飞去。不管怎样，你都不能指望"睡仙"帮你解决孩子的睡眠问题。那孩子的睡眠问题怎么办？很抱歉，全靠你自己了。

⑧ **有时候，改变可能会让事情在短期内变得更糟，但你也要试着敞开心扉去接受改变，即使它不会立即如你所愿。**

⑨ **有时（并不总是）入睡可能需要几滴眼泪。** 没关系，眼泪只是说明有些事情并不简单。生活中很多事情都不容易做到，但没有多少事情会像健康睡眠那么重要。

⑩ **本书将帮你制订一个计划，使你的孩子睡得更好。**你只需要一个计划，而不是五个，一个就够。我知道你手头已经有八九本关于婴儿睡眠的书了，但在接下来的两周里，让我们一对一地制订计划。戴上你的侦探帽，阅读这本书，制订一个计划并实施下去。如果几周后你发现我们"聊不来"，你可以随意去找其他"心仪的人选"。但先给这本书一个公平的机会，好吗？

你和孩子都能睡个好觉

假设你已经阅读了所有精彩的文章，这些文章概述了我们如何抚养一代又一代长期缺乏睡眠的孩子，并解释了解决孩子睡眠问题对避免出现长期问题（如儿童肥胖、注意力缺失、学习成绩差等）的关键作用。这些问题都真实存在，我不会用这些事吓唬你，因为你可能已经崩溃了。

不要崩溃，你的孩子不会再长期睡眠不足。你读这本书就在表明，你知道良好睡眠的重要性。你完全有能力帮助你的孩子构建一个良好的睡眠模式，或者解决你孩子成长过程中的其他问题。这样，那些出现在长期睡眠不足的孩子身上的问题就不会发生在你孩子身上。

你我都知道睡眠对你、你的孩子、你的整个家庭都很重要。这就是这本书要讨论的主题。

宝宝睡觉的地方安全吗？

很多父母都热衷于装饰婴儿的新房间，这很好。但孩子睡觉的地方，最好是环境清静、光线暗淡且安全的地方。

环境清静：婴儿容易受到闪烁的灯光、哥哥姐姐或者父母等因素的影响而分散注意力。当新生儿在客厅的便携婴儿床上睡得很香的时候，你却在旁边大声唱歌，结果就把孩子弄醒了。在孩子的睡眠环境中，任何能分散他注意力的东西，如能发出噪声或光的玩具、手机等，都会对他的睡眠质量产生不良影响（见图 1.1）。

光线暗淡：光线明亮不利于身体产生有助睡眠的激素。理想的睡眠空间要非常暗，有一个小夜灯照明即可。使房间变暗的遮光卷帘就很有帮助。

安全：最重要的是，孩子睡觉的地方一定要安全。安全意味着没有潜在的危险，比如不会滚下床撞到脑袋。更重要的是，一定要降低婴儿猝死综合征（Sudden Infant Death Syndrome，简称 SIDS）的风险。

婴儿猝死综合征指出生 12 个月以内的婴儿不明原因的死亡。虽然婴儿猝死综合征极为罕见，却是造成婴儿死亡的第三大常见原因，仅次于先天缺陷和与早产有关的问题，一般 1 岁以下婴儿的发病率为 0.43%，2 000 名婴儿中会有不到 1 名死亡。婴儿猝死综合征发病时期主要集中在婴儿 2 ~ 3 个月大时，6 个月后发病率就会大幅下降（虽然婴儿猝死综合征在婴儿出生后第 1 年内随时可能发生）。

尽管关于这一课题已经有大量的研究发表，并且自 1994 年"仰睡运动"（Back to Sleep Campaign，现在称为 Safe to Sleep，即"睡眠安全运动"）发起以来已经取得了巨大的进展，但科学家们仍然不清楚造成这种死亡的原因。普遍观点认为，婴儿猝死综合征是环境因素和生物因素共同作用产生的结果，和早产、出生性别、大脑化学变化等一样，都是不可控的。

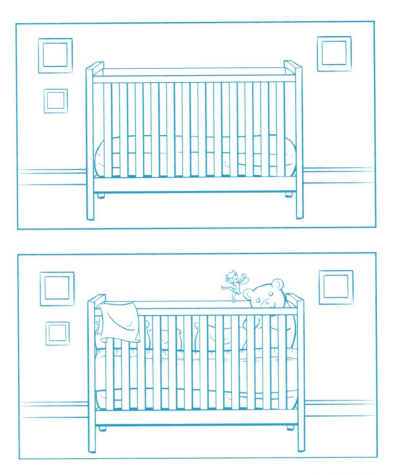

图 1.1　安全的睡眠环境（整洁）和不安全的睡眠环境（杂乱）

　　尽管把所有事情都安排妥当可以大大降低这种风险，但不能完全消除。儿童死于婴儿猝死综合征是可怕的悲剧，一想到这可能是父母的疏漏造成的，它就成了悲剧中的悲剧，况且父母可能已经遵守了所有的安全睡眠准则。

　　从技术上讲，婴儿猝死综合征不同于意外勒死或窒息死亡（有时被称为"婴儿意外猝死"，即 Sudden Unexpected Infant Death，以下简称 SUID），但最起码，你要遵守所有合理的步骤，尽可能避免孩子受到伤害。

造成婴儿猝死综合征的危险因素

美国儿科学会（American Academy of Pediatrics，简称 AAP）的资料显示，下列因素已被确定为造成婴儿猝死综合征的危险因素：

🌙 面朝下睡觉（婴儿侧卧也有类似风险，因为这种不稳定的睡姿常常导致婴儿面朝下睡觉）

🌙 使用柔软的床上用品（棉被、毯子、枕头）

🌙 孕妇怀孕期间吸烟或饮酒

🌙 接触二手烟

🌙 睡觉时过热

🌙 缺乏或无产前护理

🌙 与父母以外的人一起睡

🌙 早产或出生时体重极低

1 岁以下婴儿远离婴儿猝死综合征必读

千万不要让你的孩子趴着或侧着睡觉。要始终让宝宝仰着睡，并清楚地告诉其他看护者，对 1 岁以下的婴儿必须这样做。只有当宝宝可以自己翻身了，才可以让他自由选择睡觉姿势。很多宝宝趴着睡得更香，你可能会觉得"就这一次"没关系，或者你安装了一个监控设备，孩子一旦停止呼吸，设备就会通知你，但这不可靠。就为了晚上睡个好觉，或者少醒来几次，不值得增加孩子婴儿猝死综合征的风险。

不要在婴儿睡觉的地方使用柔软的床上用品，包括枕头、毯子、羊毛皮革、填充玩偶和婴儿床保险杠，这条也适用于同床睡觉的人。如果你打算和孩子一起睡觉，那么几乎所有的床上用品都要移走。

婴儿睡觉的床面要硬实。不要在婴儿身下放柔软的物品，例如不要把被褥罩在婴儿床的床垫上，不要把卷起的婴儿毯放在床单下面，也不要让婴儿靠着喂奶枕睡觉。

千万不要带你的孩子在椅子或沙发上睡觉。这种情况发生的次数比你想象的要多：比如为了让伴侣睡觉，爸爸或妈妈把孩子带进客厅，然后抱着孩子不小心睡着了；或者妈妈坐在椅子上喂奶，然后在那里睡着了。这是一个非常危险的睡眠场合。

孩子睡觉时，千万不要让他们的脸或头上盖着东西，包括任何类型的毛毯、松软的玩具、帽子、松散的襁褓、毛绒玩偶以及诸如固定垫之类的睡眠固定器，这会导致他们呼出的气体被重新吸入。

确保婴儿不要太热。一个有用的指导原则是，婴儿最多比你穿得多一层。如果宝宝脸颊发红、耳朵发热，或者脖子出汗，就说明他太热了。如果不确定，记住，冷点总比热点好。

母乳喂养（特别是纯母乳喂养）是非常有益的。用母乳喂养宝宝有很充分的理由，包括降低婴儿猝死综合征发病率。

在孩子出生的前 6 个月里，让孩子和你同住一间房间，同住一室可能使婴儿患婴儿猝死综合征的风险降低 50%。

在宝宝睡觉时给他一个安抚奶嘴。宝宝睡着后，安抚奶嘴掉出来也无所谓。安抚奶嘴的作用就是让孩子含着它入睡。

让孩子及时接种疫苗。虽然引发婴儿猝死综合征的病因还不清楚，但接种疫苗的孩子患婴儿猝死综合征的风险较低。

确保孩子睡眠的环境里没有悬挂的绳索。窗帘线、电线、摄像机线等都有使孩子窒息的危险。

不要让婴儿在汽车座椅上睡觉。汽车座椅不是安全的睡眠空间，尤其是对于年幼或早产的婴儿。

检查婴儿床或摇篮。 确保它未被召回过、组装正确、床垫符合要求。在美国，你可以咨询消费品安全委员会①（Consumer Product Safety Commission，以下简称 CPSC）。

向儿科医生询问宝宝睡眠环境是否安全，可以带张照片以征求反馈意见。

同床睡，还是让他睡婴儿床？

0 ~ 3 个月大新生儿的睡眠方式不总是与你的计划保持一致，所以在他们小的时候需要一点变通，但是等到他们 6 个月大的时候，你最好对孩子睡在哪有个坚定的想法。一些父母希望孩子在他们自己房间的婴儿床上快乐地睡觉，还有一些父母希望孩子能在家庭大床上睡（见图 1.2）。

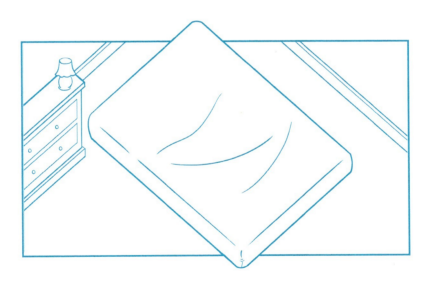

图 1.2　为婴儿睡觉做好准备的成人床

---

① 中国的相关机构为中国消费品质量安全促进会，简称 CACPQSP。

不管你的长期目标是什么，大多数婴儿在前 6 个月最好都和父母睡在同一个房间（不一定是在你的床上睡）。这么做有很大的好处：

与父母同住一个房间的婴儿患婴儿猝死综合征的概率会大大降低。之所以建议在婴儿猝死综合征发病率最高的阶段延长孩子与父母同室睡觉的年龄段，原因即在此。

新生儿在夜间需要更多照顾，把孩子放到身边更方便照顾。

将 6 个月大的婴儿转移到一个新的睡眠地点很简单。但说服一个有主见的 1 岁孩子接受环境的改变，就像和一头愤怒的犀牛摔跤一样难。

另一项决定是，你希望孩子睡在什么样的安全床面上。我用"决定"这个词，是为了让你明白你对这事有决定权，但有些人会感觉他们没有这种责任，于是婴儿只需要固定睡在某个地方。

美国儿科学会建议，婴儿只应在符合消费品安全委员会（CPSC）安全标准的婴儿床、摇篮或玩耍篮里睡觉。然而，许多父母发现这很难：没有几个新生儿能在婴儿床里睡得好。但你应该试着帮助你的孩子在婴儿床上睡觉，孩子的表现可能会让你大吃一惊！

让孩子在你的房间里睡在他自己的婴儿床上可能有些难度。大多数父母不想在卧室里组装婴儿床，因为 6 个月后还得拆卸，然后在婴儿房里重新组装，更是因为无论是组装还是拆卸，都需要好几个体格健壮的成年人才能完成。空间的限制和你使用电动工具的技能决定了让婴儿在你房间里睡在婴儿床上的可行性有多大。

难题就这样出现了。你要同你的儿科医生讨论这个问题，一起找到一个安全的，可以让你和你的孩子舒适地共处一室并让孩子可以入睡的空间。现在，有许多经 CPSC 批准，更容易放进你的卧室的摇篮、床旁婴儿床（一种可与大人床连接的挎斗式的婴儿床）和便携式婴儿床可供选择。

跟宝宝同床睡

同室睡是指你的孩子睡在你的房间里，同床睡是指你的孩子睡在你的床上。有时你们整晚都会同床睡，有时，婴儿一开始睡在婴儿床上，在凌晨却和父母一起睡在他们的床上。

父母有时会特意选择与孩子同床睡，因为他们觉得让孩子一直和自己亲近是正确的。这种主动的同床睡很有可能会持续一整晚，一些家庭还会在孩子小睡的时候也选择同床睡。

当父母没有计划或不想一起睡觉，他们的孩子却不愿以其他方式睡觉时，他们不得不被动地和孩子同床睡，或者把孩子抱到床上喂奶，然后就这样睡着了。

主动同床睡是一种很普遍的文化现象。在日本，59% 的父母会与他们的孩子同床睡。但在美国，主动性同床睡的情况较少，最近的调查显示，只有 9% 的家庭采取这种睡眠方式。

同床睡可能带来的风险

同床睡这件事已经成为家长讨论时意见两极分化的话题之一。不管你怎么选择，总会有人告诉你"你做错了"。

庞大的亲密（依恋）育儿代表队表明，同床睡是与孩子建立持久的感情纽带所必需的。但没有证据表明，同床睡对孩子的情感回应或父母与孩子建立紧密联系有着必要的关系。当然，大多数哺乳动物都是同穴而睡的，因为它们别无选择。当你在泥土中的一个小洞里过冬时，同穴而睡是一件关系到供需，甚至生存的事情。

然而新生儿需要大量的夜间照顾，并且有充足的理由让新生儿与你在一个房间里睡够 6 个月，这理由就是安全和供需问题。当然，同床睡并不会影响你和孩子的关系。

美国儿科学会认为，同床睡有引发婴儿猝死综合征的危险，父母在任何情况下都不应该和孩子同床睡。有大量的证据支持这一观点，我也要提醒你，不要随意忽视 6 万多名儿科医生依据充分的观点。

一项关于同床睡和婴儿猝死综合征的研究证实了两者之间的联系，即使在不吸烟的家庭中也存在这种联系。研究还发现，纯母乳喂养所带来的好处无法抵消同床睡的风险，对 3 ～ 4 个月大、患婴儿猝死综合征风险最高的婴儿来说更是如此。

没有任何研究是完美的，你会看到支持同床睡的人争辩称美国儿科学会的研究是有缺陷的，他们或许没有考虑到父母饮酒或吸烟的因素，或者他们会指出，亚洲家庭同床睡的比率很高，婴儿猝死综合征发病率却很低。中国香港地区的婴儿猝死综合征发病率是美国的 1/4，虽然这很可能是由于对婴儿死亡原因的分类差异造成的。

科学在不断进步，而我们总是在信息不完善的情况下做出决定。根据我们现在所能掌握的信息，我提醒你不要忽视美国儿科学会反对同床睡的提议，尤其是你打算在孩子 6 个月大前与孩子同床睡的时候。

同床睡家庭要考虑的现实问题

如果你和你的儿科医生经过慎重考虑后，认为同床睡对你来说是正确的选择，我相信你会主动将成人床的隐患降到最低。

除了之前列出的安全建议外，同床睡的家庭还需要考虑以下几点：

> 🌙 只有在不吸烟、不喝酒的情况下，才可以同床睡。吸烟的父母不要与孩子同床睡。如果母亲在怀孕期间吸过烟，也不要与孩子同床睡。

🌙 不要让孩子与兄弟姐妹、宠物及父母以外的其他成年人同床睡。

🌙 如果你的孩子是早产儿，不要同床睡。

🌙 如果父母中的任何一方因过度疲劳而不容易醒来，不建议同床睡。

此外，将你的床布置成利于婴儿睡觉的安全环境：

🌙 使用硬实的床面，不要用床垫、充气床或水床。

🌙 不要使用任何枕头、毯子或其他厚实的床上用品。

🌙 让床远离墙，并考虑移开床头板和踏脚板，降低婴儿被夹住的风险。

🌙 永远不要在无人看管的情况下让婴儿睡在成人床上，他们会用比你想象的还快的速度滚下床。

🌙 可以考虑将你的床垫直接放在地板上。

什么是积极主动的同床睡？

即使你从不打算同床睡，也要为同床睡做好床上的安全准备。

同床睡的婴儿会醒得更勤。其实同床睡与健康的持续睡眠是可以共存的，但前提条件是以下几条。

夫妻双方都对该方式明确表示满意。如果你或你的伴侣很讨厌和孩子同床睡，这个方式就不可取。

各方都能快乐地睡在一起。如果爸爸要因此睡在沙发上，这个方式就不可取。

每个人都真的在睡觉。 如果一个或几个同床睡的人睡得不好或根本睡不着，这个方式就不可取。

你要有一个脱身计划。 如果你的计划是继续同床睡，直到你 7 岁的孩子自愿选择独自睡觉，那很好。如果你的计划是让孩子在 1 岁生日时回到他自己的床上睡，那也很好，只要你有一个切实可行的计划就可以。

根据我的经验，如果父母主动并自愿选择让孩子与他们同睡，那同床睡就会成为一段积极的经历。然而，许多家庭都是被动同床睡或绝望地同床睡的，并把这作为解决孩子睡眠中断的临时措施。

可实际上，他们并不想这么做，他们想要拥有自己的空间和与伴侣相处的私人时间，或者在晚上少照顾点儿孩子。

是的，我也不喜欢同床睡。

除了同床睡外，还有其他一些可行的方法能帮助你的孩子养成健康的睡眠习惯。

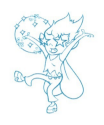

第 2 章　从刚出生就哭闹不停的宝宝

　　在我有孩子之前，我对拥有孩子之后的生活有着非常清晰的想象。我想象中的场景就像是一个纸尿裤广告，我会带着可爱的小宝宝，与一群穿着白色紧身裤和平底鞋的妈妈们闲逛。而且，在我准备健康餐食、折叠衣物，或者在客厅做产后瑜伽的时候，小宝宝也玩得开心愉快。

　　然而，我刚出生的宝宝看起来完全不像纸尿裤广告里圆圆胖胖的小天使，这些广告欺骗了我。如果你的感受和我一样，那你从医院回家的时候，肯定也是带回来一个瘦瘦小小、皱皱巴巴、满脸通红的小家伙，而且他还一直哭（见图 2.1）。

　　你肯定听过这样一句老话，"大多数新生儿一天要哭 3 个小时"，你可能还听过"新生儿一天要睡 18 个小时"或者"新生儿每天就是吃、喝、拉、撒、睡"。所以很显然，你们家的新生儿也会睡 18 个小时，哭闹 2 ~ 3 个小时，宝宝吃喝拉撒的时间只有剩下的 3 个小时。

　　新手父母看到这里可能会想："嗯，虽然哭和拉之类的占了很多时间，但只要他们一天能睡 18 个小时，那我还是能够在其余时间处理好所有事情的。我熬过来了，我见缝插针地去医学院、参加特殊手术训练，同时我也照顾好了新生儿。"

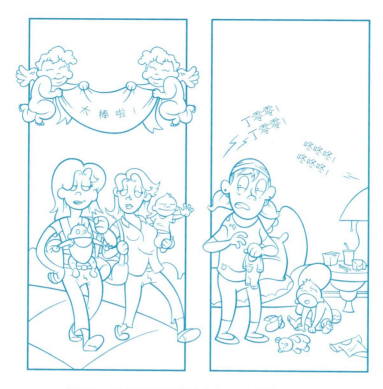

图 2.1　新手父母的想象（左）VS 现实（右）

你当然也可以，而且你一定能做到！照顾新生儿往往极具挑战性，所以让我细细道来。

0～3个月大新生儿常见睡眠问题

新生儿活动都有哪些共同点？

猜不到吗？答案是，它们都具有相当大的变数。

把这点牢记心中，接下来我们看看新生儿活动中较为常见的几件事。

经常哭闹

让我们面对一下现实：新生儿很难带。有些新生儿就可以整天安安静静地和你待在一起。但大多数新生儿都经常哭闹，而且不会一天睡 18 个小时，睡 14 个小时最为常见，有些新生儿甚至只睡 9 个小时。此外，大部分新生儿一天会上演 10 次左右的哭闹戏码，这可能会让你感到自己一直在没完没了地安抚哭闹的婴儿。

当然，不管你的宝宝如何爱哭闹，你还是喜欢他的，感觉太阳都随着他升，随着他落。不过照顾他的时间也非常耗费精力，除了照顾好宝宝，也请务必照顾好你自己。不要羞于请人帮忙，也不要羞于为自己创造喘口气的机会。找个好朋友帮你照顾一下这个小烦恼，自己去安静地散一会儿步。当然，你也可以顽强地坚持到最后，如果你精力充沛，照顾一个高需求的宝宝会有更多乐趣。

婴儿的睡时哭闹和嗜睡可能会持续到出生第 6 周左右，并在此时达到峰值，但从那以后，情况会开始慢慢好转。

新生儿肠绞痛

大约有 1/3 的新生儿"极度敏感"，比如有"肠绞痛"①"高需求""焦躁""不停啼哭"等情况。其实，"肠绞痛"大多数情况是一个笼统的术语，描述的是"婴儿因某种未知因素而经常哭"。

有时候，肠绞痛根据"3 法则"可定义为：宝宝一天哭或闹 3 个小时以上、一周 3 天以上，并持续 3 周或 3 周以上。肠绞痛引起的哭闹往往在婴儿出生 2 周左右开始，4 个月的时候开始减轻。它与正常的婴儿啼哭在几个细节方面存在着区别：

---

① 指孩子肠壁平滑肌强烈收缩或是肠腔胀气，引起的剧烈疼痛。

> ☽ 哭闹往往发生在傍晚或晚上。
>
> ☽ 哭闹时间不可预测，宝宝此时还很高兴，下一秒就开始哭闹。
>
> ☽ 哭的时候，宝宝会处于紧绷状态（双手握拳，两腿弯曲靠近腹部）。
>
> ☽ 宝宝几乎无法被抚慰；父母通常的应对方式（爱抚、洗热水澡、抱着走）都不起作用。

对父母来说，照顾有肠绞痛的新生儿是一项繁重的体力劳动。有时候需要不停地摇晃、抱着或爱抚宝宝，但宝宝仍然会哭个不停。另外，有肠绞痛的宝宝睡眠时间也会大大缩短，比健康的宝宝大约每天少 2 个小时。

如果你的宝宝有肠绞痛，我想给你一个拥抱。不过请注意，睡觉时间短这个问题是暂时的，应该会在宝宝 6 个月大之前解决。如果持续到了 6 个月之后，就说明宝宝可能已经养成了一定的不良习惯，这是可以理解的，毕竟肠绞痛会让每个人都束手无策。但在肠绞痛消失之后，不要让"肠绞痛模式"成为一种生活方式。

黄昏闹

很多新生儿会在傍晚的时候长时间醒着，且痛苦不堪，此状态可能会持续 1 ~ 6 个小时不等。这就是所谓的"黄昏闹"，通常发生在下午 5 点到晚上 11 点之间。有些父母比较幸运，宝宝闹腾的时间只有一两个小时，只是表现得有点烦躁不安。但有些宝宝可能会哭喊得脸都红了，不吃东西也不睡觉，好像怎么都哄不好，还会持续好几个小时。此时你又累又饿，但孩子的哭闹又让你无法享用晚餐。

要有信心，这种情况只是暂时的，一般会在第 8 周有所好转。但在那之前，**也有一些技巧能助你度过黄昏闹，如下所示：**

请朋友和亲人在黄昏闹时间来家做客。我知道你希望每次都能展示宝宝最好的状态，因为没人愿意把哭闹的孩子抱过来逗着玩。但如果有人愿意带着你家宝宝在附近转一转，让你和你的伴侣能够安安静静地吃会儿饭，何乐不为呢？

变换场景。把宝宝从婴儿椅上抱下来，放到腿上，再放到婴儿浴盆里，最后放回婴儿椅，或带他出门，散一会儿步，再走回家里，每项"新"活动的作用可能只会持续 10 分钟，但也聊胜于无。

集中给宝宝喂奶。有些宝宝满足于每 10 分钟喂一次。有时候要尽量延长喂奶的时间间隔，鼓励宝宝"一次性吃饱"，但这不是同一件事。

做琐事。带一个不开心的宝宝去超市不是休闲娱乐，但无论何时去超市都不是去寻开心的，所以还不如把这两件事合在一起做。

趁宝宝睡觉的时候，你也去睡。这可能是你一天中能睡的持续时间最长的觉（几周大的宝宝一次会睡 2 ~ 4 个小时，1 ~ 3 个月的宝宝会睡 3 ~ 6 个小时）。你可能觉得，在这个时间段睡觉不合适，觉得这是你洗澡、打扫房间或查看社交媒体的唯一机会，但请不要放弃这段睡觉时间。百年以前，人们一年才洗两次澡。几天不洗澡不会要了你的命。

新生儿夜间"狂欢"

很多新生儿会很愉快地在你的怀里打着盹儿度过白天，半夜却非常精神，一副幸福满满的样子。新生儿"白日睡一天，夜晚尽狂欢"的行为有许多叫法，比如"逆周期"，更常见的是"日夜颠倒"。对这种自然又常见的婴儿睡眠现象，我更喜欢用"不合时宜"来描述。

让新生儿夜间"狂欢"的原因有两个。第一个原因，当宝宝还幸福地待在妈妈肚子里的时候，妈妈一躺下睡觉，他就成了杂技演员。

白天妈妈到处奔波，肚子里的宝宝很容易就被晃睡着了。到了晚上，妈妈睡觉的时候，摇晃停止，宝宝就醒来活动了。通常是妈妈一睡着，宝宝就开始在肚子里跑酷，自娱自乐。这也是在妊娠的后 3 个月，妈妈们睡觉困难的重要原因（胃灼热、不停地想上厕所、各个器官好像都被挤到一个钱包里一样不适，各种感觉混杂在一起）之一。

所以在分娩之前，宝宝晚上不睡觉，在妈妈肚子中闹腾是完全正常的。一旦宝宝出生，当时那个小小的不方便，很快就变成了生活中大大的不方便。

第二个原因，你家的新生儿还没有建立起"昼夜节律"（circadian rhythm），它是一种激素机制，能帮助我们调节睡眠，使我们能在晚上长时间睡觉、在白天保持清醒。这个调节过程通常发生在婴儿出生 2 ~ 4 个月期间，你无法用爱或金钱来加速这一过程。

常常有人建议父母们，白天多把宝宝弄醒几次，让他们知道，白天是用来玩耍的，而晚上是用来睡觉的。但强制弄醒睡着的新生儿，只会让想要或需要睡觉的宝宝感到疲倦，他虽然醒了，但是不开心。另外，这也不能解决宝宝夜间不睡觉的问题，还可能使问题变得更糟。

那么，你能帮宝宝做什么？对于新手父母们来说，需要相信宝宝都会经历这样的发育过程：宝宝慢慢地会分辨白天和黑夜，最终，不管有没有你的帮助，宝宝都会在晚上睡觉。不过，**你可以通过控制光照强弱，促进宝宝良性发育。**

当宝宝晚上不睡的时候，把房间灯光调暗，减少活动量。如果你家这只小猫头鹰有 3 个小时都醒着，而你在这整整 3 个小时里一直试图让他重新入睡，你和宝宝就都会变得郁闷烦躁。不如先试着用 20 分钟左右的时间安抚宝宝入睡。如果感觉没有效果，就坦然面对失败，45 ~ 60 分钟后再尝试。

反过来，宝宝白天醒着的时候，保持较高的活动强度和亮度。尤其是早上，让宝宝处在明亮的光线下可以帮助宝宝培养起更可靠的昼夜模式，白天也应该多带宝宝到外面的阳光下玩耍。随着时间的推移，宝宝晚上醒着的时间会缩短，这不是因为你采取了什么神秘策略，而是因为随着新生儿的成长，他们的昼夜节律也调节过来了。

新生儿白天睡得过多

如果你家宝宝比较大（2 个月及以上），但还是特别喜欢打盹儿，这很容易让人担心宝宝晚上不睡是因为白天睡得太多了。这种情况非常罕见，你家的新生儿很可能没有这种情况。

大部分新生儿白天睡得很多，是因为他们的身体长得很快，昼夜节律还没有培养起来，他们需要睡眠。但是，如果你的孩子已经比较大了，但打盹儿的时间比本书指南中建议的时间长得多，而且半夜还会醒很长时间，那你可能需要考虑是否逐渐缩短宝宝的打盹儿时间。

宝宝只让你抱着睡

人生中几乎没有什么比抱着新生儿更有趣的事情了。而且，身体接触会让宝宝茁壮成长，所以抱着宝宝是养育新生儿过程中不可或缺的一部分，是一种充满爱且效果显著的育儿方式。

但新生儿经常要么只在有人抱着的时候睡觉，要么只在有人抱着的时候才睡得好。你家的新生儿在婴儿床上可能只会"小气"地打个 20 分钟的盹儿，在你怀里却可以大方地睡上 2 个小时。

你明白这种情况是给我们出难题。我们想抱着宝宝，这会给我们带来无尽的欢乐。但照顾那些只在妈妈或爸爸怀里睡觉的宝宝是有挑战性的。

怀里随时抱着宝宝，就得不到片刻的自由时光。

这样睡觉会让宝宝认为"在你怀中睡觉"就是正常的睡觉方式，随着宝宝日渐长大，这种想法会带来诸多问题。更多相关内容请读第 4 章。

只要你是醒着的，新生儿在你怀中睡觉就没有问题。但对婴儿来说，睡在椅子和沙发上极其不安全，而你抱着孩子时自己睡着的风险很高，若孩子经常以这种方式睡觉，会有很大的潜在风险。如果你常常抱着婴儿小睡，请务必确保自己处在一个安全的睡眠环境中，详见第 1 章。

因此，在你醒着的时候，可以尽情享受宝宝在你怀里甜美小睡的时光，但也请使用本书讨论的方法和技巧，培养新生儿在没有你的情况下自己睡觉的能力。

宝宝睡眠时间无论长短，都可能是正常的

婴儿需要大量的睡眠。新生儿平均每天要睡 14 ~ 18 个小时，这一常见的现象给人们的感觉是婴儿一直在睡觉。然而事实是他们常常睡得很少，最初你可能需要用所有的精力来让他们入睡。因此当宝宝已经睡得很多了，许多父母却仍觉得，为了帮助宝宝入睡，他们必须再次倾尽所有精力。这也常常给父母一种感觉：孩子厌恶睡觉。

试图弄明白宝宝睡眠的"正常"时间就像试着去给风上色：不但不会成功，反而显得你很傻。

有的婴儿能小睡 20 分钟，有的婴儿小睡时间长达 2 ~ 3 个小时。有的婴儿晚上只睡 8 个小时，有的婴儿却能安睡 13 个小时。其实，仅在美国来说，婴儿的睡眠时长差距很大，而从全世界范围来看，变化更大。一项研究发现，美国 3 个月大的婴儿平均每天睡 13 个小时，在荷兰同样大的婴儿却能睡 15 个小时。

将这个问题进一步复杂化，会发现历史上从未有婴儿睡眠专家就婴儿

需要的睡眠时长达成一致，但他们都认同：婴儿永远都睡不够。

就睡眠而言，几乎所有新生儿能做和愿意做的事情都是"正常的"。但往往会出现下面这些问题：

出生后的前两周。出生后的前几周，婴儿的睡觉习惯就像是喝醉酒的小妖精一样不稳定。宝宝睡得太多了，你会想这到底是怎么回事，或者他可能一次睡眠不超过 45 分钟，你又会想如何才能熬过这一晚。

不过当宝宝和妈妈都度过了相当煎熬的时期后，宝宝最终会达到你期望的状态。现在你的重点是保证他的安全、给他喂奶和安抚他。你一直在适应有个新家庭成员的生活，如进行产后恢复及解决宝宝吃东西和排便等基本问题。就先这样按顺序一步步进行吧。

2 ~ 6 周大。宝宝出生 2 周后，事情渐渐开始朝着"比较可预计"的方向发展，但你仍然处于水深火热之中。

你家宝宝在一天里，至少能有 1 次是睡足 4 个小时及以上的，但什么时候能睡 4 个小时就不得而知了。肯定有人曾经向你提过建议："和孩子同时睡。"这是一个不错的建议。不过，我现在正在进行占卜，说不定可以预测长达 4 个小时的长睡眠会在何时出现。

长时间睡眠不一定出现在晚上。实际上，可能从一开始就不会出现在晚上，而是出现在早上 9 点到下午 2 点之间，恰好是你的朋友、家人想要帮你抱孩子，让你可以吃饭、睡觉、洗澡的这段时间。当然，你还是无法做这些事，因为你需要招待坐在客厅里的家人和朋友。既然这个时候你的孩子在哪都能睡着，那就趁此机会带上他，和朋友出去玩玩吧。

你可能要花大量时间来让孩子入睡。当你每天花 4 个小时在瑜伽球上颠宝宝时，你想知道宝宝的睡仙此刻在干吗。

宝宝在一天中的大部分时间里还会被各种体液包围。新生儿会经常呕吐、用纸尿裤时侧漏，甚至会把大便弄到背上。一天预计要换 5 ~ 10 次衣服。

大约到第 6 周时，他们哭的次数最多、睡眠质量最差。这段时间对父母来说较为艰难。但不必感到绝望，这只是暂时的！

6 ~ 12 周大。恭喜你成功攻克了新生儿"睡眠加哭泣"这个难关！你刚跨过了一道坎，接下来，事情会渐渐地变得简单。

6 周大的孩子小睡和夜间入睡时间可能依然不规律，但希望你能脱离"刚刚发生了什么？！"这种养育新生儿时担惊受怕的状态，开始找到自己的最佳状态。掌握了如何给婴儿喂奶及安抚他们后，是时候多关注一下宝宝睡觉的方式和时间了。

现在还早，但随着宝宝成长到 2 ~ 4 个月大的阶段，让宝宝养成良好的睡眠习惯能让大家都保持健康和清醒，也能帮助你避免应对将来可能遭遇的挑战。我说的"挑战"并不是那种炫酷的冒险，而是指"最好能避免的麻烦"。

"新生儿可以随时随地睡觉"的美好时光就要结束了。现在就得开始使用本书中讨论的方法来制定孩子在哪里以及如何睡觉的策略了。

抱、喂、睡的同时，对新生儿还要注意……

应该对宝宝做什么、不应该做什么的建议那么多，让你不胜其烦，其实总结起来所有建议都可以归结为以下几个要点：喂他、抱他和爱他，并请在他们刚出生不久的时候参考以下指南。

新生儿睡眠指南 1：准备几套不错的连袜睡衣。首选脚上有猴子脸孔图案的，对于学步的孩子和大孩子，很难找到脚上有猴脸图案的睡衣，所以在他们还小的时候就多准备两套吧。

新生儿睡眠指南 2：放手让孩子单独睡觉。孩子当然需要你来帮助他掌握一些关键的生活技能，如骑自行车或系鞋带。自主入睡也是需要人教的生活技能，但你刚出生的孩子不太可能有学习这个技能的准备。刚带着6斤重的孩子从医院回到家后，还不必担心如何迅速让他养成健康的睡眠习惯，你应重点关注的是如何给孩子喂奶及保证他的安全。

有一小部分幸运的父母可以哼着安眠曲，这时宝宝自己会安静地打盹儿，美美地睡上 2 个小时，但 98% 的父母很难让刚出生的孩子入睡并持续睡眠。

那么，就抱起宝宝，来回摇晃、走动，给他喂奶，哄他入睡。放轻松，采取一些常用的方式，但要确保安全。

新生儿睡眠指南 3：安全第一。 有时人们会惊讶于帮新生儿入睡的难度。有些人可能清楚婴儿不应该趴着睡觉，但是他们的宝宝这样睡得更好，或者他们发现，当他们躺在客厅躺椅上打盹儿时，把宝宝抱在胸脯上最容易让宝宝入睡。因为让婴儿睡觉太困难了，这些父母就开始尝试一些不安全的方式。现在你明白它为什么这么吸引人了吧！

无论这样做的效果有多好，无论你家宝宝好像多么喜欢这样，请千万不要这样做。即便你的宝宝睡眠严重不足，也比你把他们置身于患婴儿猝死综合征的危险中要好得多。

新生儿睡眠指南 4：安抚越多越好。 需要给予新生儿更多的安抚。最初一两个月，你会花大量的时间来回摇晃宝宝、抱他、给他按摩、喂奶、把他放在膝盖上颠着玩，还可以使用一切安全可用的工具，如安抚奶嘴、襁褓及白噪声（详见第 5 章）。这些不会使他产生"睡眠依赖"或"坏习惯"，你也不是在溺爱你的孩子，而是在满足新生儿的需要。

任何事物都有发挥作用的时候。养育新生儿时，使用所谓睡眠辅助工具的最佳时机就是现在。它们不是"成瘾"的祸首，而是快乐的源泉，难道你不想让你的宝宝开心吗？你想成为阻断孩子快乐源泉的父母吗？

别担心，我们会谈到温和摆脱这些"依赖"的方式和时间。没有人会因为把自己心爱的安抚奶嘴带去外面过夜就被霸凌，没有人会给 5 岁的孩子制造只有大孩子才能用的室内秋千。如果你还发现了其他可以减少宝宝哭泣，让宝宝睡得更好的安全辅助工具，就大胆采用吧。

新生儿睡眠指南 5：不要强迫孩子睡婴儿床。如果刚出生的宝宝很喜欢在婴儿床里睡觉，那太好了！试着鼓励你的宝宝在婴儿床里睡觉，可能会出现意想不到的效果！但大部分新生儿只有长大一点才能在婴儿床里睡得比较好。前面提到过，前 6 个月，建议让宝宝睡在你的房间（同住一室），只是婴儿床可能会放不下。

接受这个现实能使仅几个月大的孩子更容易入睡。这样既消除了试图把孩子硬放在婴儿房的压力，也能让你审视自己的房间并做出一些改变，给自己和宝宝创造一个安全舒适的睡眠环境。考虑挂上挡光卷帘、放置白噪声发声器，当然还有组装安睡设施（摇篮、可移动婴儿床、侧睡枕等），并把这些安睡设施放在你床边适宜的位置。如果你打算和孩子一起睡，你的床及床上用品就需要做一些改动，以便给孩子提供一个更安全的睡眠环境。

新生儿睡眠指南 6：不要让孩子长时间醒着。我们常说，婴儿的一天就是吃、喝、拉、撒、睡，听起来睡眠就像排便一样，会自然而然地发生，是婴儿的天性。

如果真的是这样，我就不用写这本书了，写了也没人会读，这就像没人会读一本保证帮助你教会宝宝大便的书一样。

宝宝不一定会在疲倦时入睡，也并不总是能让你察觉到他们什么时候需要睡觉。弄明白如何及何时让宝宝睡觉是你应负的责任。本书会介绍一些解决这两个问题的策略。除非你能帮助宝宝睡够适合他年龄段的时长，否则他们实际醒着的时间将比他们应该醒着的时间长得多。

现在结束我们对新生儿世界的深入研究，下面将探讨与每个孩子从出生到长大都有关的事情！

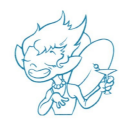

第 3 章　宝宝为什么怎么哄都睡不着？

　　宝宝入睡时间和入睡时的状况，都将决定你的夜晚将如何度过。如果你睡前将所有准备像"多米诺骨牌"一般排列好，那么无论你的宝宝是新生儿还是正上幼儿园，你都可以让他睡个好觉。相反，如果这些"多米诺骨牌"的顺序被弄乱了，你可能在凌晨 2 点前都难以入睡。

　　宝宝入睡后，你才能得以喘息。如果入睡时乱成一团，情况可能会更像其他父母说的这样：

　　　　她一出生就一直睡不好。在凌晨 2 点之前，我好像就没有把她哄睡过。每天晚上，我都像上了发条一样无法休息。（萨默）

　　　　她能轻松入睡。但每隔一到两个小时就会醒。她不是饿了，只是不开心，我需要来回摇晃她 20 ～ 45 分钟，才能安抚好她，让她继续睡觉。我的后背疼痛难忍，我有了"睡前哄孩子恐惧症"！（贝丝）

　　我们总也猜不到孩子晚上需要在什么时候入睡。有时候晚上 6 点，他就开始揉眼睛，发出困倦信号。但如果这时就让他去睡觉，他可能只会打个盹儿。有时候晚上 9 点了，他还特别精神，还想玩。我们晚上得花 3 个小时才能把他哄睡着。（蕾切尔）

　　我有了"睡前哄孩子恐惧症"。（斯泰茜）

　　你想得这种"睡前哄孩子恐惧症"吗？你肯定不想。下面我们就需要深入了解一下，那些在孩子睡眠过程中看似简单却至关重要的部分。

新生儿入睡时的正常表现

　　新生儿在入睡方面有些奇特。当"奇特"这个词用到宝宝的入睡问题上，就意味着"富有挑战性和变化无常"。幸好新生儿入睡时的绝大部分行为都属正常行为，所以不管你的宝宝做了什么，可能都是正常的。

　　以下是新生儿入睡时的正常表现：

　　入睡很晚。新生儿经常很晚才入睡，可能在晚上 7 点到午夜之间的任何时候。你早已不想继续享受亲子时光了，但宝宝还是非常精神。

　　宝宝一天可能会睡一觉，也可能会睡五觉。新生儿还没有养成良好的作息时间，他们的入睡时间在前几周可能并不固定。你的宝宝可能会在某一天晚上 8 点睡觉，第二天晚上 11 点睡觉，第三天晚上 7 点睡觉。

　　宝宝的入睡时间不受你控制。让一个不想睡觉的婴儿入睡，可能会让你感到疲惫和气恼。如果你已经哄了 30 分钟左右，宝宝还没入睡，那就潇洒地承认失败吧。接下来，可以试着做些舒缓活动，给宝宝洗个热水澡，推着婴儿车散步或者在有弹性的沙发上坐一会儿，然后再试着哄宝宝入睡。

入睡可能是假象，宝宝可能只是小睡。 有时你的宝宝很容易就入睡了，但就在你想要休息一下时，宝宝就醒了，还很精神。对于大一点的婴儿来说，这可能是作息时间问题。而对于新生儿来说，这只是因为他们是新生儿。

入睡时间还是可以有规律的。 新生儿并不需要固定的作息，但养成固定的作息习惯也没有害处。即使是一个简单的例行程序，如按时更换尿布、换睡衣、把宝宝包裹住或者哼歌，都会帮助孩子形成一种节奏，随着孩子长大，这一节奏会变得更复杂，也更关键。

宝宝很大程度上会依赖你的帮助入睡。 新生儿入睡需要你全面的帮助，像哺乳、喂食、摇晃、怀抱或放在腿上颠到睡着。最后，你还需要培养宝宝在没有你的陪伴时入睡的能力（详见第 6 章和第 7 章，教宝宝睡觉的第 1 和第 2 部分）。在没有任何帮助的情况下，极少有新生儿能够自己入睡。你可以试着把还没睡着的宝宝放在床上，让他自己入睡，如果没有起作用，也不要气馁。

宝宝凌晨 2 点还不睡的最常见原因

正常情况下，新生儿在晚上 11 点就会入睡，如果你的宝宝凌晨 2 点还醒着，那就有问题了。最常见的原因是：

☾ 你的宝宝过度疲惫。如果你的新生宝宝从中午开始就一直没睡，他可能是累得难以入睡。

🌙 你的宝宝需要更多的抚慰（详见第 5 章）。

🌙 宝宝的睡眠有些昼夜颠倒（稍后介绍更多内容）。

婴幼儿入睡时间 98% 由你来决定

你的宝宝长到 3 个多月大时，你就不会再因为新生儿行为的反复无常而感到慌乱了。好消息是，宝宝 98% 的入睡状况都可以由你来决定。

你的宝贝已经长大了，入睡时应该做些什么呢？

每晚在固定时间入睡。宝宝的固定入睡时间与入睡时间不应相差太大，最好在 15 ~ 30 分钟，波动时间越短越好。持续且可预计的入睡时间能帮宝宝建立最有力的睡眠暗示。安排好每天的小睡时间，能帮助你的宝宝养成良好的作息习惯。

如果我们（包括成年人和宝宝）每晚都能在固定时间入睡，我们体内的化学物质就会进行自我调节，产生一种想要入睡的强烈感觉，这会使你的宝宝拥有顺利入睡的能力。当然，你可以偶尔改变一下入睡时间，但如果你经常这么做的话，你就要冒着"习惯女神"发怒的危险，她会用她全能的力量来惩罚你（见图 3.1）。

如果你经常让大一些的孩子在周末熬夜，他们的昼夜节律就会被打破，并且需要好几天才能恢复过来。到下一个周末，当孩子与激素调节相关的睡眠周期回到正轨时，如果你又让孩子熬夜，就是在扰乱孩子的昼夜节律。

在航空公司飞行员、轮班员工、医生和护士这类睡眠不规律人群中，出现睡眠障碍的概率很高，重要原因就是昼夜节律混乱。

在合适的时间入睡。什么时间入睡才合适呢？答案因人而异。如果一

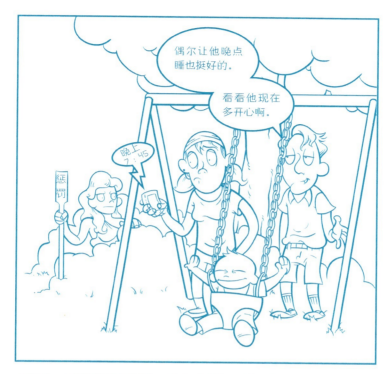

图 3.1　入睡时间不规律,宝宝难以入睡的"惩罚"将随之降临

定要我说个确切的时间,我觉得大部分 3 个月到 8 岁的孩子应该在晚上
7∶30 左右就上床睡觉。

睡前有足够长的清醒时间。新手父母通常要确保宝宝的清醒时间不要
太长。但是,宝宝也需要保持足够长的清醒时间,等到宝宝产生困倦感,
就可以在入睡时间轻松入睡,并一直熟睡下去。因此,宝宝从白天最后一
次小睡到晚上入睡这段时间,要比一天中任何一段清醒时间都长。

一般来说,孩子在晚上入睡前的清醒时间应该比其他清醒时间长
1.3 ~ 1.5 倍。下面有一张睡前清醒时间表(见表 3.1)供你查看。虽然
有些宝宝不在正常时间范围内入睡,比如肯定有宝宝在晚上 6∶30 甚至
6∶00 之前就得上床睡觉,但这些数据对大多数孩子都适用。

表 3.1　睡前清醒时间表

年　龄	睡前清醒时间 *（小时）	最后一次打盹儿结束的时间（假设晚上 7 点入睡）	平均入睡时间	夜间总睡眠时间（小时）
0 ~ 3 个月	1 ~ 4（新生儿很特别）	不定	不定或推迟：晚上 8 点至半夜	8 ~ 14
3 ~ 6 个月	2 ~ 3	下午 4 ~ 6 点	提早：晚上 7 ~ 9 点	9 ~ 13
6 ~ 9 个月	3	下午 4 点	晚上 7 ~ 8 点	9 ~ 12
9 ~ 12 个月	4	下午 3 点	晚上 7 ~ 8 点	10 ~ 12
1 ~ 3 岁	4 ~ 6	下午 3 点	晚上 7 ~ 8 点	10 ~ 12

* 随着时间的推移，大多数婴儿需要逐渐延长清醒的时间。因此，一天中，最后一次小睡到入睡之间应该是宝宝醒着的最长时间。1 ~ 3 岁的宝宝醒着的最短时间为 4 个小时，最长为 6 个小时。

当宝宝比较容易入睡时，说明你找到了适合宝宝的入睡时间。如果你的宝宝每天晚上在床上翻滚 20 多分钟都没有入睡，那可能是入睡时间太早了。如果你每天晚上都需要把宝宝放腿上，在瑜伽球上颠整整 1 个小时，这也说明宝宝的入睡时间太早了。另外，如果宝宝清醒着的时间比这张表格上建议的时间要长得多，可能是因为入睡时间太晚了。

入睡的"合适时间"基本上只会提前。睡眠周期很大程度上受日光影响，因此婴儿和幼儿的睡觉时间和清醒时间与日落和日出密切相关。

大多数孩子在晚上会睡 10 ~ 12 个小时（平均 11 个小时），有些孩子则可以保持清醒，直到早上才睡，且大部分孩子不管什么时候睡觉，都能在早上 6：30 就起床。如果你的孩子也是这样，过了晚上 7：30 之后很久才入睡，那他是不可能睡够 11 个小时的。对大多数孩子来说，太晚入睡会导致没有充足的睡眠时间。

在你的宝宝长到 1 ~ 5 岁时，有很多压力会迫使你打乱入睡时间，例如上游泳课、去吃烧烤、下班后处理家务等，会使早睡变得很难，**但按照下列方法遵守入睡时间值得你付出努力。**

捍卫入睡时间，拒绝打盹儿。 守卫入睡时间就像守卫一座城堡，你需要在城堡周围挖一条防止打盹儿的护城河来保证它的安全。傍晚或者晚上打个盹儿，即使只有 5 ~ 10 分钟也会影响晚上的睡眠。下午 4 点以后，在车上或者推着婴儿车去散步的路上，宝宝打个 5 分钟的盹儿，就可能会影响他的睡眠，这对晚上开车从日托中心接宝宝回家的父母来说是个挑战。

遵循一贯的睡前习惯。 要认真对待睡前习惯的养成，一个长期稳定的睡前习惯能让宝宝下意识地知道该睡觉了。可以做些你和宝宝都喜欢的睡前活动，并且最好能坚持至少 3 年。最常见的活动有喂奶、睡前洗澡、读睡前故事等。

宝宝每晚入睡的地方应该相同。 宝宝不一定要在他打盹儿的地方入睡，但每天晚上要在同一个地方入睡。要避免宝宝有时和你一起睡、有时在你房间的摇篮里睡、有时在婴儿床上睡的情况出现，"习惯女神"会给予你"奖励"的。

宝宝晚上睡醒时，不要换地方。 有时宝宝在一个地方入睡后，会被放到另一个地方继续睡。经常出现的情况是，妈妈或爸爸终于把宝宝哄睡着，放在婴儿床上，宝宝却频繁地醒来，直到精疲力竭的父母败下阵来，又把宝宝重新抱回来，与他们一起睡觉，以减少夜晚的折腾。

如果你家孩子也有相似的情况，不要心烦。有时候，不论什么方法，只要能哄孩子睡着,就是你该做的选择。当然,你还是尽可能让宝宝整晚(或至少大部分时间)都在同一个地方睡觉。研究表明, 较大的孩子晚上换地方睡觉, 会比整晚一直在同一个地方睡觉的孩子睡眠时间更少。

和宝宝进行睡前活动的注意事项

良好的睡前习惯, 唯一的硬性要求就是你要坚持睡前活动。

此外最好做到以下几点: 睡前活动最好是适合暗淡光线和低体力的活动, 而不是明亮光线和高体力的活动。如果你想把挠痒痒作为宝宝的睡前习惯, 最好在按摩和哼歌之前进行。宝宝睡前一个小时, 不建议在天气晴朗时进行户外活动, 或进行任何涉及电子屏幕的活动。

睡前惯例活动尽可能靠近卧室。不要上楼洗澡后再下楼喂奶, 然后再上楼回卧室读睡前故事。理想的做法是在进行睡前活动时逐步接近卧室, 让光线越来越暗, 环境越来越安静。

找到最适合宝宝的入睡时间

入睡时间晚是常见的问题, 表现为睡前挣扎、夜晚频繁醒来、早上醒得太早。孩子"睡觉太晚", 也可以说是"睡前清醒时间太久", 这会导致孩子过度疲劳。过度疲劳的孩子很难入睡并熟睡。如果孩子清醒的时长比前面的图表列出的长得多, 很可能是因为孩子的入睡时间太晚了。

每天把入睡时间提前 15 分钟, 直到接近表格建议的清醒时间, 或者直到让你的孩子轻松入睡为止。如果你的孩子以前入睡没有问题, 现在却入睡困难, 可能是因为你做过头了, 导致现在入睡时间太早了。

入睡时间过晚

有时宝宝很晚才睡觉，较大的孩子也会晚睡，新生儿更是如此。你的宝宝可能会挺到凌晨 1 点才入睡，然后（不包括夜间喂食）一直睡到第二天中午，此时宝宝晚上有 11 个小时的健康睡眠，但这个"夜晚"与我们通常说的夜晚不是一回事儿。

举个没那么极端的例子，比如宝宝晚上 9：30 上床睡觉，一直睡到早上 8：30，但早上 7 点的时候你得叫宝宝起床去日托，所以晚睡的后果是宝宝的整体睡眠时间减少。不论是哪种情况，养成早睡习惯对所有人都有益。

每天早上提前 15 分钟叫醒宝宝，这有助于帮助他养成早睡的习惯。同时，对其他事情都进行相应的调整，这样小睡和入睡时间都会提前 15 分钟。

如果你打算让孩子晚上 8 点上床睡觉，他却在晚上 11 点才睡着，那就把晚上 8 点到 11 点，也就是在目标入睡时间到实际入睡期间的灯光调暗，这有助于孩子入睡。同样，孩子早上一醒来，就让他们沐浴在窗外明亮的阳光下。这种光照变化会促进孩子调整昼夜节律，使孩子早醒、早睡。

如果宝宝的睡眠时间少于 10 个小时，而且入睡时间很晚，那就让宝宝早上起床的时间不变，但每天提前 15 分钟入睡。

举个极端的例子，假设你的宝宝挺到凌晨 1 点才睡觉，然后一直睡到中午才醒，而你的目标是把宝宝的入睡时间提到晚上 7：30，醒来时间提到早上 6：30。那就每天早上提前 15 分钟叫醒他，从上午 11：45 开始，下次 11：30 叫醒，再下次 11：15，以此类推。

在他醒来后，尽快让他沐浴在阳光下。同时，把宝宝每天的小睡和入睡时间往前调 15 分钟，这样晚上入睡时间为半夜 12：45、12：30、12：15，以此类推。从晚上 7：30 到宝宝入睡，要让室内灯光一直保持在中等或较暗的亮度。用这种方法，3 周就能达到让宝宝晚上 7：30 入睡的目标。

相信我，逐渐地让孩子早起，绝对是个好方法。你可能需要几天或几周的时间才能让宝宝达到你的目标入睡时间，但当你在晚上终于有不受孩子打扰的几小时空闲时间时，你会为你所做的努力感到高兴。

有些家长则因为培养时间太长而抵制这个渐进的过程。他们想"跳过前面没有用的过程，直接让孩子在晚上 7∶30 上床睡觉！"，这个方法很冒险。我们在睡前都会很敏感，所以过早入睡会让你处于与生理对抗的状态，一些适应性强的孩子会很快接受你这种快节奏的方式，但是采取稳定、循序渐进的方式会更可靠一些。

入睡时间不规律

孩子们的入睡时间有时极不规律。根据当天的小睡情况（长、短或者不睡），自由调整新生儿晚上的入睡时间往往会更好。

对于 3 个月以上的孩子来说，入睡时间是否固定是影响睡眠的重要因素。入睡时间不规律会让孩子们更难入睡，也无法保证良好的睡眠质量，对所有大人也都是如此。此外，研究表明，对于年龄较大的儿童来说，儿童行为问题产生概率高与入睡时间不规律有关。

如果你的目标是帮助孩子在晚上睡得更好，那就仔细研究一下你的日程安排，让每天的入睡时间尽可能保持一致并固定下来。

入睡时间太早

孩子们有时会睡得太早。找出孩子的最佳入睡时间并非易事，显然，我是在鼓励你保持一个合理的早睡时间，**如何才能知道入睡时间是否太早了呢？** 以下是一些可参考的指标：

你的孩子总是在上床后翻来覆去难以入睡。 理想的情况是婴儿和较大的孩子上床后 20 分钟内就入睡。

你的孩子在半夜经常醒来，并且长时间无法再次入睡。 当然，这本身并不是一个明显的表现，还有其他可能导致半夜醒来的原因（详见第 4 章）。

睡前的清醒时间不够长。

如果你的孩子有充足的睡眠时间，也就是晚上 10 ~ 12 个小时，但醒得太早， 比如凌晨 4 点或 5 点，而你希望宝宝在早上 6 点或一个更合适的时间醒来，那就将入睡时间推迟 1 个小时，这或许就能解决问题。

如果你同时遇到了上述所有问题，那你可以尝试每天推迟 15 分钟入睡，先做出一点改变，在有效果之前持续几天。如果 7 天后还没有改善，那就恢复到原来的入睡时间。

一旦你的孩子过了新生儿期，孩子的入睡时间会是你一天中最喜欢的时段。抱着宝宝，读着故事，感觉棒极了。等宝宝睡着了，在接下来无须照看孩子的几个小时里，这段不被打扰的时光对你的生活至关重要。

当然，入睡时间糟糕的原因还有很多：

> ☽ 宝宝需要哄很长时间才入睡。
>
> ☽ 在宝宝真正入睡前，你需要无数次地回到宝宝的房间。
>
> ☽ 宝宝入睡太晚了，你也没剩几分钟就得上床睡觉了。
>
> ☽ 宝宝上床睡觉会挑战你容忍的极限，他会哭着喊着让你满足他的各种要求，比如喝水、抱抱、亲亲、讲故事、上厕所、盖毯子。

现在是时候认真考虑，入睡前这段时间为什么这么糟糕，然后制订一个切实可行的改善计划。要根据孩子的年龄和入睡糟糕的具体原因，制订不同的计划。先从处理"一个明显的问题"开始，这也是下一章的主题。

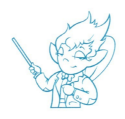

第4章 宝宝长大后就能睡得好了吗?

这是听起来很乏味而让人想跳过的章节,但你还不应该跳过,因为它是整本书的基础。

宝宝出生的第一年,会有很多神秘的事情发生,最难理解的一点是宝宝为什么不睡觉? 原因可能是:

- 睡眠倒退
- 长牙
- 便秘
- 不够疲劳
- 因为是周二
- 太热了
- 你的伴侣做了什么
- 拉便便
- 处于快速生长期
- 接种疫苗
- 过度疲劳
- 早上没打盹儿
- 太冷了
- 生病了
- 垃圾车发出的噪声

孩子几乎不会因为纸尿裤湿了而醒来,但父母会本能地在半夜给孩子换纸尿裤,以免孩子因为纸尿裤湿了而醒来。我的建议是尽量不要在孩子睡着的时候换纸尿裤，除非孩子拉便便了或者漏尿了，否则孩子不会因为纸尿裤湿了而醒来。我们很幸运，生活在一个科技发达的时代，拥有容量巨大的纸尿裤。要好好享受纸尿裤带来的便利。

想弄清楚孩子为什么不睡觉绝非易事，因为世上充满了各种差劲的睡眠建议。但是，如果你对睡眠的基本原理有一个充分的理解，哄孩子睡觉就会容易得多。

婴幼儿和成人睡眠有何不同？

想知道如何才能成功地培养孩子的睡眠技能，你首先应该了解宝宝是如何睡觉的。准确地理解以下四个概念，会对你有帮助。

主动睡眠与频繁夜醒

睡眠分为两个主要阶段："快速眼动睡眠"（rapid eye movement，以下简称 REM）和"非快速眼动睡眠"（non-REM）。快速眼动睡眠又称"主动睡眠"（active sleep），每个阶段需要的时间会随着年龄的增长而改变。

宝宝约 50% 的睡眠时间处在主动睡眠阶段（即 REM），到成年初期会下降到 20% ~ 25%。"主动睡眠"是一个睡眠相对较浅的阶段，通常伴有打呼噜、抽搐、做鬼脸等动作。宝宝睡眠时会吵闹，是个"坏室友"，这是因为他们的大部分睡眠时间都处在快速眼动睡眠状态，这也是宝宝经常会醒的原因之一。另外，主动睡眠的时间会随着清晨的到来而增加，这也是随着夜晚的推移，宝宝会更加频繁醒来的原因之一。

睡眠周期由快速眼动睡眠和非快速眼动睡眠组成。成年人成熟的睡眠周期为 90 ~ 110 分钟，而婴儿的睡眠周期大约每 50 分钟循环一次。

而婴儿的睡眠周期比成人的短得多，也浅得多，这就形成了一种每晚醒来 2 ~ 8 次的自然规律。有时宝宝可能需要你哄一哄，或者喂点儿吃的才能入睡。有时宝宝只是在床上来回翻滚儿下，之后就又自个儿睡着了，你可能都没意识到孩子醒过这么多次。但我可以肯定的是，从入睡到早上醒来，你的宝宝醒来的次数，可能比你意识到的还要更多（见图 4.1）。

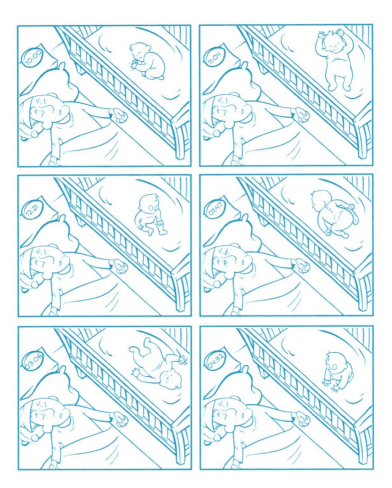

图 4.1　宝宝醒来的次数比你知道的多

昼夜节律与睡眠驱动力

有许多种"昼夜节律"，与本书主题最相关的是"睡眠在一天内的变动"。正是由于睡眠的昼夜节律，成年人在晚上才有长时间、不间断的睡眠，才能在白天保持长时间、不间断的清醒。但是，我们出生时的睡眠昼夜节律是不成熟的，因此在出生的最初几周，新生儿的睡眠节律是混乱的。出生后一到两个月，当你的睡眠昼夜节律成熟后，每晚在同一时间睡觉时，你的生物机理会自我调节，来促进睡眠。这是一种很强大的睡眠"符咒"。

睡眠驱动力（专业术语是 homeostatic sleep drive，即"稳态睡眠驱动"）又进一步使睡眠节律成熟。你清醒的时间越长，睡眠驱动力对睡眠的作用就越强。对于成年人来说，睡眠驱动力会在一天中慢慢积累，在入睡前达到顶峰，此时这种作用力会与我们的昼夜节律相结合，使我们入睡。在睡眠过程中，睡眠驱动力逐渐消散，越接近早晨越弱，然后在白天重新累积。

白天，昼夜节律相对较弱，所以小睡很大程度上由累积的睡眠驱动力来调节。我喜欢把睡眠驱动力想象成一个气球。孩子醒着的时候，气球慢慢地充满了空气。过早让孩子小睡，他们的睡眠气球就会耷拉着瘪下来（不要小睡！）。气球也很容易漏气，带孩子回家的路上，孩子睡 10 分钟，气球就会漏气（不要小睡！）。长时间不睡觉，气球会过度膨胀、最终爆炸。

入睡时，昼夜节律和睡眠驱动力这两种奇妙的力量结合在一起，会催生一天中最强烈的睡眠冲动。当孩子处于睡眠状态时，这种冲动会随时间逐渐消失，这就是为什么你会发现，越接近早晨孩子醒来的频率越高，并且很难再次入睡。

客体永久性

"客体永久性"（object permanence）是孩子最终会掌握的一项奇妙技能。"客体永久性"是指婴儿知道物体是存在的，即使他无法看到或者摸到这个物体。孩子在获得这项技能前，看不见的事物对他来说就意味着不存在。这就是为什么孩子会觉得躲猫猫游戏特别有意思，也会去寻找你给他展示过又藏在毯子下面的玩具。

客体永久性也与陌生焦虑和分离焦虑密切相关，当孩子意识到你的存在，但你又不在他眼前时，他就会产生这种焦虑。孩子第一次知道想念你的时候，你真的很感动，但当你离开房间，孩子立即开始大哭的时候，就先把感动放一边吧，因为你可能要与独自上厕所这件事告别。

科学家曾经认为，婴儿 8 个月大时才开始产生客体永久性意识。但最近的研究表明，3 个半月大的婴儿就知道，就算看不见，物体依然存在。

虽然科学界还在争论孩子多大能玩"妈妈或爸爸去哪儿了"的游戏，但坊间的经验是，孩子 6 个月时（可增减一两个月），客体永久性意识就会影响孩子的睡眠。因为你的孩子入睡时，是你在陪着他（摇晃、喂食、照顾、怀抱），他醒来后却发现你不见了。有了客体永久性意识的孩子能记住你之前确实在这里，结果现在却神秘地消失了！**实际上，孩子入睡前和醒来后，环境上的任何改变都会产生问题，包括：**

> ☽ 爸爸妈妈不见了（孩子入睡的时候在，醒来的时候却不在）
> ☽ 位置变化（孩子在床上入睡，醒来时在婴儿床上）
> ☽ 设备被关闭（白噪声机器、计时器、手机、音乐设备等）
> ☽ 会掉出来的东西（安抚奶嘴，我说的就是你！）

还没有形成客体永久性的婴儿，可以快乐地被摇晃、放在腿上颠或者被看护着入睡。他会在晚上醒来吃些东西，或被摇晃着再次入睡。宝宝醒来不是因为你消失了，而是因为吃流食容易饿，或者是因为身为新生儿，他们需要很多帮助来减轻夜间光照的刺激。有些时候，让孩子彻底陷入沉睡后再放到床上，似乎是一个有效的策略，毕竟你成功地让他入睡了。

然而，一旦你的宝宝形成了客体永久性，他们就会注意到，有些东西在他们睡着后发生了改变，尤其是你不见了。之前宝宝从浅层睡眠中醒来后能自行调节，并再次入睡，但是现在他们彻底清醒了，因为你之前还在这儿，但现在不在了。更糟的是，他们会变得很不开心，他们醒来不再是为了找点儿吃的或是求抱抱，而是变得脾气暴躁，很难安抚。

发生了这种事后，最好的情况是孩子会偶尔醒来，看看你是否还在，最坏的情况是他的睡眠质量每况愈下。

如果你继续在宝宝睡着后改变环境，你会发现，宝宝开始反抗睡觉。宝宝在睡前会变得高度警觉，因为他们知道你想偷偷溜出去。以前在睡觉时与你搂抱和欢笑的宝宝，现在变得烦躁焦虑。宝宝可能会需要好几个小时才能入睡，因为宝宝会盯着你，而抗拒生理上的睡眠压力。

想象一下，你在自己的房间里入睡，却在森林里醒来（见图4.2）。你会对环境发生的诡异变化感到非常不安。这导致你一下子就会清醒过来，即使你立马回到家，也很难再入睡了。也会让你在第二天晚上难以入睡，因为你担心这种事会再次发生。这就是我们要进一步讨论的契机。

睡眠联想

每个人都会产生与入睡相关的联想。我的睡眠联想包括我身边的丈夫、我躺在床上和在熄灯前看的书。除去任何一个，我都很难入睡。我经常对我的丈夫抱怨，他出差的时候我总是睡眠不足，原因即在于此。

人们的睡眠联想会固定下来，在入睡时就需要这些联想的帮助（至少会让他们睡得更好）。睡眠联想也会帮助人们从浅睡眠进入沉睡。但是，成年人有着成熟的睡眠节奏，即快速眼动睡眠较少，就算我有"在床上读书"的睡眠联想，我也不需要在凌晨2点夜醒后，读些书来帮自己重新入睡。

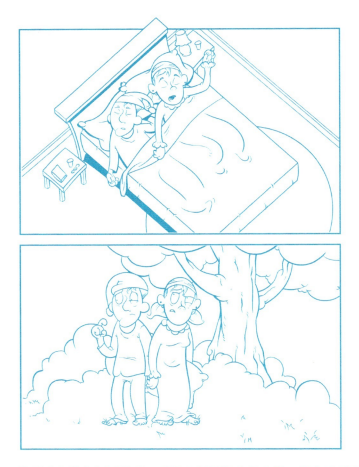

图 4.2　没形成客体永久性之前，就像在自己的床上入睡，却在森林里醒来

婴儿的睡觉与成年人不一样。

孩子的睡眠联想是那些睡觉前在附近进行的活动和出现的物体，这来自你培养的良好睡前习惯，比如他一贯的睡眠地点，你正在使用的任何婴儿睡眠辅助工具（详见第 5 章），如白噪声、依恋物等。

这是一个很重要的差别，但经常被人误解。大部分人都相信，培养睡眠习惯的目的是让孩子在没有父母直接参与的情况下入睡。但对有些孩子来说，即使他们在睡前活动后还是醒着的，这些活动也会让他们产生睡眠联想。如果睡眠联想不能持续存在一整夜,就会出现问题。

如果孩子用于睡眠联想的事物持续一整夜都不变,例如裹在襁褓中,并且环境中有夜灯、依恋物,躺在婴儿床上或者是你的床上,那么孩子就拥有了很好的、可持续的睡眠联想。孩子每次在夜间醒来,会发现他们的睡眠联想依然存在,并没有发生改变,就会很容易地再睡回去。

而不恰当的睡眠联想包括:

> 🌙 吮吸着安抚奶嘴入睡,以致睡觉时安抚奶嘴从嘴里掉出来。
>
> 🌙 在哺乳或进食过程中入睡,醒来后嘴里没有奶头或奶瓶。
>
> 🌙 在你的怀抱中入睡,醒来后只有自己。
>
> 🌙 在你床上入睡,醒来后却在自己床上。
>
> 🌙 和你一起在你的床上入睡,在你的床上醒来时,你却不在。
>
> 🌙 伴着音乐或手机播放的声音入睡,醒来后周围一片寂静。

常见的不恰当的睡眠联想例子是,一边摇晃孩子,一边唱着睡前歌曲。孩子睡着后被轻轻地放进婴儿床,但之后整晚都不断醒来,除非父母接着摇晃,否则无法再次入睡。同样,孩子在入睡时吃奶,然后醒着被放到婴儿床上,在床上自主入睡,他也很可能在夜间醒来后,除非继续喂奶否则坚决不睡觉。

你可能注意到,这与客体永久性问题很相似,实际上它们是互相联系的。如果孩子的睡眠联想不是一些持续的事物、地点、人或活动,当孩子醒来时(他们经常醒来),他们将无法成功地重新自主入睡。当你试着用其他方法帮助孩子重新入睡时,发现除了这些非持续性睡眠联想能有效果,别的都没有用,你就会知道这种情况已经在你身上发生了。

频繁夜醒夜奶，是时候考虑教孩子睡觉了

即使对于我来说，睡眠这件事也是很枯燥的。但总有些底线要遵守：

🌙 婴儿睡眠与成年人睡眠是不同的。

🌙 婴儿会在晚上醒来很多次，越接近早晨，醒得越频繁。

🌙 最长时间的不间断睡眠会在入睡后出现。

🌙 婴儿睡觉时，动来动去和发出很多噪声是正常现象。

🌙 当你有一个恰当且有规律的入睡时间时，就会在生理上定时产生很强烈的睡眠冲动。

🌙 睡眠冲动会随着睡着的时间变长而逐渐减弱，直到它"噗"的一声消失。清醒的一天开始了。

🌙 小睡时的睡眠驱动力相对较小，并且会受到清醒时间（太长／太短）的影响。

🌙 宝宝无法在入睡时自主入睡，会导致夜间频繁且持续地醒来。

🌙 生日派对上的惊喜很棒，但入睡后的"惊喜"很糟糕。

99.8% 的婴儿和幼儿慢性睡眠问题，都是因为孩子无法在小睡或晚上入睡时自主入睡。真心希望你在了解了睡眠如何运作之后，可以少流眼泪，少些不眠之夜，并节省上网查资料的时间。

知道睡眠如何运作后，可以帮助解决大部分你的、网上的或者在托儿所普遍出现的睡眠问题，这是让孩子慢慢断奶、延长小睡时间和避免大声哭闹的关键。

缺乏自主入睡会导致很多方面的问题，请先参考下面这种常见的情况。

被频繁夜奶困住的爸妈

一位充满母爱的新手妈妈在入睡时，给她刚出生的宝宝喂奶，然后偷偷地把宝宝放在了婴儿床上。这个新生儿会在夜间醒来吃一两次奶，但这个是可控的。在听了朋友们的孩子在睡眠困难方面遭遇的麻烦事后，这对父母为事情进展顺利而感到高兴。等到宝宝在夜间只醒来一次时，父母开始兴奋地低声讨论慢慢断奶的可能性，这样他们就可以整夜安睡，就如同到了世外桃源一般。

但几个月过去了，喂奶次数非但没有减少，反而持续增加。而且通常都是刚喂完奶不到一个小时，宝宝又需要喂奶。

最后，妈妈反应过来，推断宝宝不可能是饿了。"她刚吃完！"然后她让伴侣去哄宝宝入睡："也许她拉便便了吧？你去看一下。"

可是，不管爸爸如何摇晃、颠宝宝、哼歌和按摩宝宝，宝宝就是不睡。事实上，只有喂奶才能让宝宝入睡。所以爸爸觉得自己是个失败者。他认为自己缺少一些"抚慰婴儿"的关键技巧，他承认自己失败了，并让妈妈去哄宝宝睡觉。

妈妈埋怨爸爸没有努力哄宝宝睡觉，夫妻双方都觉得对方不讲道理。妈妈喂完奶后，宝宝一下子就睡着了。大家又回去睡觉了，一个小时后……如此循环往复。

几周过去了，宝宝在晚上开始需要更长时间的喂奶或搂抱才能入睡。以前在凌晨 2 点喂 2 ~ 3 分钟的奶就可以，现在变成了长达 20 分钟的通宵喂奶马拉松。爸爸妈妈慌忙地寻找原因，是因为宝宝处于快速生长期吗？奶量减少？睡觉时间太晚？互联网上到处都是答案，他们尝试了所有方法，但似乎没有任何改变。

宝宝在喂奶的时候很容易入睡，但屁股一碰到婴儿床，她的眼睛就会突然睁开，迫使父母重新开始 20 分钟的喂奶和摇晃。是婴儿床太凉吗？还是床垫太硬了？他们应该用药物辅助宝宝出牙吗？儿科医生最后一次检查宝宝耳朵是否感染是什么时候？

他们有些痛苦地回忆起宝宝在夜间只醒来一次吃奶的日子："还记得 3 个月前我们睡觉的时候吗？那时候真是太棒了。"

入睡过程变得可怕，还可能会持续很长时间。宝宝晚上不停地醒来对每个人都造成了负面影响。他们认为，也许宝宝是想跟父母一起睡觉，但这是父母都不愿意做的事。宝宝只在吃奶的时候很开心，而且父母都已经无力去改变这种情况了。不过，妈妈现在已经是有求必应了，夜间喂奶时间也在延长，宝宝基本上整晚都被妈妈抱在身上。如果妈妈以这种方式也能开心入睡的话，就没问题了，但真实情况并非如此，妈妈累得腰酸背痛，感觉自己被孩子给困住了。

爸爸经常在床上被宝宝踢到腰，所以他睡在沙发上也情有可原，即使他对此感到内疚。妈妈同意睡沙发的计划："我们不应该把两人都弄得筋疲力尽。"但妈妈总是忍不住产生一点自己被抛弃的感觉。

宝宝现在是一个 9 个月大的健康、快乐的孩子，父母非常喜爱她，但对睡觉这件事不甚满意。

不过，她现在吃的更多是固体食物了，所以应该会有改善的，对吧？宝宝不会永远执着于吃奶，宝宝断奶后，事情就会好起来。婴儿期很快就会过去，爸爸妈妈只需要努力坚持下去。这个世界上，到处都有婴儿奇迹般地开始彻夜睡觉的故事。也许宝宝只是还没有准备好，但宝宝很快就会准备好的，是吧？

现在，我们可以梳理这段有关婴儿睡眠的故事，看看到底发生了什么：

🌙 宝宝无法自主入睡，因为宝宝的睡眠联想有妈妈、搂抱和喂奶。

🌙 就像所有正常婴儿一样，当宝宝醒来时，如果身边没有这些联想物，宝宝无法再次入睡，因此，爸爸注定要失败。

🌙 还有一个客体永久性问题：宝宝在妈妈怀里睡着，醒来时却在婴儿床上。这种不安的经历使宝宝更难入睡，宝宝会与睡觉作斗争，让入睡变得更艰难。

🌙 宝宝对吃奶的需求变得更加频繁，因为随着宝宝的成长，宝宝试着在每次的睡眠周期里重新建立睡眠联想，这样，宝宝才可以愉快地重新入睡。

🌙 由于人们对宝宝夜间醒来的原因感到困惑，且父母无法解决这一问题，他们就会采取适应宝宝睡眠习惯的行为，例如不睡觉、分开睡觉、被迫一同睡觉，或者成为人形安抚奶嘴，所以睡眠质量会下降。

🌙 所有家庭成员，至少包括妈妈和宝宝的睡眠都被严重扰乱了，爸爸和妈妈再也无法一起睡觉，入睡这件事变得既可怕又单调。

这是一个很常见的故事，但睡眠问题并不局限于喂奶这件事。其他父母也整夜都在带着宝宝。睡眠问题也不光是在晚上睡觉时才出现，同样的情况在小睡时更为明显。最根本的问题，是宝宝没有学会如何自主入睡。

事情也并不总是那么严重。每个婴儿就像每片雪花一样独一无二，有些婴儿可以在入睡时吃奶入睡，每晚只醒两次，有些在午夜之前睡得特别好，但从午夜开始每小时醒来一次，直到天亮。睡眠中断的模式各不相同，但睡眠中断这一事实是共通的。要让你的宝宝学会在没有你的情况下入睡。

喂奶、搂抱和摇晃入睡总会失效

"等他们准备好了，就不会夜醒了。"

与我们刚刚讨论的婴儿如何入睡以及为何要自主入睡的重要性不同，一直以来的育儿信条认为，当婴儿准备好时，自然会睡得好。

现实是，新生儿的肚子只有棉花糖那么大，无法在体内储存太多的糖原，宝宝当然需要经常进食来保证其快速成长发育。新生儿生来睡眠就不规律，需要一段时间才能形成一个更合理的白天黑夜、清醒睡眠的周期。

当你6个月大的宝宝每晚醒来4～8次，需要你的干预才能重新入睡时，并不是因为宝宝"还没准备好"。"静等宝宝长大"起不了任何作用，只会让你接着每晚陪18个月大的宝宝醒来4～8次。

你不是个废物，你很聪明，也很了不起，你已经意识到养育孩子并不是"受苦奥运会"的一个项目。你有能力通过睡眠联想提高宝宝的睡眠质量，并且改善你自己的睡眠质量，毫无疑问，这样做对父母和孩子都更有益。

睡眠不是一项与生俱来的技能，它需要学习。从宝宝出生那一刻起，你就一直在教他入睡，可能是通过组合喂奶、轻拍、搂抱和摇晃等方式教宝宝入睡，宝宝不到3个月大时，这些方法非常合理且有效。只有极少数新生儿可以在没有父母的帮助时入睡，所以，如果你不对宝宝采取任何安抚措施，宝宝是不会睡觉的。

这些互动是你教宝宝如何睡觉的基础。对于宝宝来说，喂食、搂抱、轻拍、摇晃或其他任何你做过的事情，都是他们入睡的必经过程。缺少任何一种或全部方式，宝宝就会立即表示强烈不满。所以，明智的做法是继续喂食、搂抱、摇晃等。

但是随着孩子长大，一般在6个月大左右，也可能在4～8个月大之间，这些方式开始失去作用。**失效的程度视孩子而定**，但通常包括以下几种情况：

小睡时间可能会缩短。如果宝宝平常只是小睡一会儿,他就会坚定地待在"小睡营"里。如果宝宝之前的小睡时间很长,那现在会缩短到 20 ~ 45 分钟。

晚上入睡需要更长的时间,或者你需要多次哄他入睡。

在宝宝熟睡前,任何试图把宝宝放下的举动都会导致宝宝哭叫,即使他已经软塌塌地躺在你的胳膊上了。

宝宝通常会在睡着后 1 个小时左右醒来,重新入睡也会变得非常困难。

宝宝在前半夜会有一段持续的睡眠。随着早晨的临近,宝宝开始越来越频繁地醒来。

早上醒来的时间会从恼人的早转变为"你还让不让我睡觉"的早。

夜醒会让宝宝不停哭闹。除了"你在入睡时应该对我做的事情",你的任何回应都会被断然拒绝。

加入"孩子自主入睡团队"吧!

了解睡眠的运作机制至关重要。好消息是,一旦宝宝学会了自主入睡,情况会迅速好转,通常情况是这样的:

> 我的孩子昨晚自主入睡后,创下了连睡 8 个小时的纪录! (凯茜)

> 他咕哝了不到一分钟就睡着了。他每天晚上仍然会坐起来几次,但是躺下后,几乎立刻就能睡着。晚上我与丈夫独处的时间在变长! (埃伦)

每 45 分钟就要给她喂一次奶，孩子让我们俩都感到绝望和无助。现在她能自主入睡，休息得更好了，白天的状态也更好了。（萨拉）

过去，我一边摇晃一边喂奶，来哄孩子入睡。他小睡非常糟糕，但我对此无所谓，因为他在晚上能连续睡 11 个小时。后来，直到他开始在晚上 10：30，凌晨 0：30、2：30、5：00 醒来，我们就停止在睡觉时喂奶。现在他在婴儿床上玩几分钟就能睡着，能一直睡到凌晨 3：30。（莉比）

我女儿从 6 周到 5 个月大时能整夜安睡。之后，客体永久性就引发问题了。我们每晚都要起 3 ~ 5 次床，我们以为她出牙了，只等着她"出完牙"后恢复正常睡眠。后来，我意识到自己是在否认孩子睡眠出现了问题。在我们教会女儿自主入睡后，她现在能连续睡 11 个小时了！（凯特）

我儿子原来几乎每个小时都会醒，经过了两晚一直哄他入睡的状况，我们意识到他需要学习如何自己入睡，并把这当作首要任务。他现在 8 个月大了，睡眠在大部分时间里已经不成问题了。（蕾切尔）

想要和这些人一样加入"孩子自主入睡团队"吗？是的，你肯定想。幸运的是，有很多可用的工具和可行的策略来帮助你完成任务。以下三章将为你详细介绍。

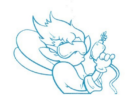

第 5 章　哄宝宝睡觉的强大"战友"

首先，请阅读以下引自现实生活的父母语录：

我们一直试着把昏昏欲睡但还没彻底睡着的宝宝放下来，但刚一把他放到婴儿床上，他就开始歇斯底里地哭，把他重新抱起来，他才会停止哭泣。晚上，我们还会花 1.5 小时到 3 个小时，用各种方法来让他入睡。唯一有效但要花很长时间的方法是，在白噪声环境下，孩子抱着奶瓶，可一旦让他躺下来，他立马就会醒，然后开始哭，我们又得重新开始这个过程。

11 周大的儿子如果不抱着，他就不能平静下来或睡觉。放下不到 30 秒，他就开始尖叫，并冲着空气挥拳，他哭得特别厉害，全身都是汗。他睡着后，我把他放下来，5 ~ 15 分钟后他又会醒来，然后尖叫。我必须去超市购物了，所以他必须睡觉，或者能在其他什么人的陪伴下安静下来，这样我才能做其他事情。但我知道，只要把他放到他的床上，他就会回到那种状态了。这让我们夫妻俩都筋疲力尽。

　　我的小家伙只在我怀里入睡，在别的地方都睡不着。每过 45 分钟，他就马上要吃奶，手臂和胸脯就是我存在的全部意义。

　　我们的宝宝 8 周大，非常讨厌睡觉。儿科医生对此一笑了之，说宝宝有"害怕错过症"（FOMO）[①]。在医生办公室里时，我还在笑，可当我把她放进车里时，我立马就哭了。从她出生起，我和丈夫就再也没有一起吃过一顿完整的饭，也没有同床共枕过，我们一直无休止地轮流哄她。

好了，测验时间到。

这些语录的共同主题是什么？

主题是，帮助婴儿入睡并保持睡眠有多么的困难。对于新生儿和婴幼儿（0 ~ 6 个月大的婴儿）来说更是如此。当我们无法让宝宝入睡并保持睡眠时，我们就会采取那些让人疲惫不堪、难以持续的方式，这使得让宝宝转向自主入睡的过程变得更具挑战性。

很郁闷吧？这样吧，不要害怕尝试，你还有强大的工具来帮你让孩子养成健康的睡眠习惯。

如何挑选适合孩子的睡眠辅助工具？

有很多方法可以帮助你的孩子入睡，有些相对有效，有些反而会引起更多问题。

---

① "fear of missing out"，特点是"希望一直知晓其他人在做什么"。

应用"睡眠辅助工具"是一种促进孩子睡眠，并且不会让你在之后几个月后悔的方法。

运用睡眠辅助工具这项技能可以安全有效地鼓励宝宝入睡并保持睡眠。**能被列入睡眠辅助的工具，其效力必须符合以下所有标准：**

明显提高了安抚的效果，从而提高了婴儿入睡和保持睡眠的概率。你不能使婴儿入睡，但你可以使宝宝很难保持清醒。

睡眠辅助工具为延长你孩子的持续睡眠时间，或多或少地起到了积极作用。由此，任何带有计时器的工具都不符合，因为它会停止。

无须你的参与。很多家长发现，汽车是一个很好的睡眠辅助工具，宝宝一上车就开始睡觉。但在无人驾驶汽车成为普遍现实以前，汽车不在考虑范围内。

你不能替代睡眠辅助工具。父母属于睡眠辅助工具中的国王和王后，因为大部分的婴儿在被你抱着、在你身上躺着，或者贴在你胸前的时候，都能愉快地入睡。如果你已经为此找到了一种既安全又舒适的睡眠方式，那你随意。如果没有，这一章将会为你提供一些可行的选择。

睡眠辅助工具是孩子可以在未来慢慢摆脱的东西。这样你在使用这项工具时，就不用担心它会像糟糕的文身一样摆脱不掉。

睡眠辅助工具并不是对所有年龄段的孩子都适用，其中大多数只适用于新生儿，还有一些需要使用好多年。虽然不是所有的工具对每个孩子都适用，但通常会有一个最佳的组合，一般可以通过试错法来确定，这个组合会对促进孩子睡眠起到最佳效果。

效果"最佳"并不能保证孩子的睡眠达到你所希望的时长，但是如果能正确地使用睡眠辅助工具，你就能尽你所能地帮助孩子入睡。根据每个孩子的生理需求和性格，有的孩子会睡得多，有的孩子会睡得少，这是你无法控制的。

"你"作为睡眠辅助工具

新生儿通常在你的怀里睡得最好，这让你在前几个月有很大的灵活性，可以和朋友们一起喝喝咖啡或看看电视。

我的目的不是诋毁你怀抱孩子入睡这件事。抱着睡觉或者喂着奶睡觉，对有特殊高需求的新生儿来说，可能是唯一有效的方法。我也不是说你必须永远放弃怀抱熟睡婴儿带给你的那种快乐与幸福感。

这里有一些非常关键的原因可以解释，为什么父母身为最好的婴儿睡眠辅助工具，却不在这个列表里。让孩子在你怀里入睡就像吃海盐焦糖蛋糕一样，但如果你吃个不停，就会带来麻烦，包括：

- 让宝宝认为"在你的怀抱里"或"在你的陪伴下"是唯一的入睡方式，从长远来看，这是绝对无法持续的。
- 让一个从出生开始就一直在你怀里睡觉的孩子去别的地方睡觉，是一个巨大的挑战，这也是父母变成永久"人形床垫"的原因。
- 如果你还有一个大一点的孩子，你就无法安排可行的睡眠或小睡，当你抱着小丫头打盹儿时，谁知道你的大孩子会做什么恶作剧？
- 不安全的睡眠状况：当你醒着坐在沙发上的时候，婴儿躺在你的腿上是没有问题的，但你睡着的时候，这样就有问题了。
- 缺乏一个完善的、能让孩子自主入睡的过渡措施。

所以，请尽情享受这美妙无比的睡眠魔法，怀抱你的孩子吧，尤其当他还是一个新生儿时。我们的目标是逐步培养孩子拥有安全、可持续和独立的睡眠习惯，对大多数人来说，也就是要建立无须你介入的睡眠模式。

辅助工具❶：白噪声

白噪声是最有效、最容易使用也是最便宜的婴儿睡眠辅助工具，但同时，这也是父母不经常使用或者没有正确使用的助眠工具。

有的家长告诉我，他们不想使用白噪声的原因是，他们担心孩子会对白噪声产生依赖，或者他们不想花高价买白噪声机，或者觉得他们使用的白噪声音量太小，连蝴蝶飞舞的声音都无法掩盖。

这真是太遗憾了，因为白噪声是可以用来帮助你和你的宝宝睡得更好的一种最简单上手的工具。这是为什么？

白噪声可以降低婴儿的压力。几乎所有的事情都会让婴儿感到有压力，婴儿会因过度疲劳而感到有压力；会因外面的世界过于刺激、无法应对而感到有压力；也会因被灯光、面孔和兴奋感所淹没而感到有压力。白噪声可以帮助婴儿屏蔽这些刺激，为他们创造一个安全的空间。

白噪声有助于婴儿睡眠。实际上，白噪声既能帮助婴儿更容易地入睡，又能让婴儿保持更长时间的睡眠。婴儿进入浅睡眠阶段时（更多信息请参阅第 4 章），通常每隔 20 ~ 45 分钟，就会出现所谓的"睡眠唤醒"（sleep arousals）。

有些婴儿在被唤醒后无法再次进入深度睡眠，小睡时间也就结束了。白噪声可以帮助婴儿慢慢地控制这种唤醒状态，让他们的睡眠时间更长、睡眠质量更优。

白噪声还有助于婴儿屏蔽干扰睡眠的生活噪声，例如来自哥哥姐姐、门铃或者垃圾车的噪声。

白噪声有助于减少婴儿哭泣。你知道人们经常会对着婴儿发出"嘘"声吗？因为"嘘"声有助于安抚婴儿，算是自制版白噪声！但是，使用白噪声安抚哭闹婴儿的关键是，白噪声要比婴儿的哭闹声音更大。

抱着哭闹的婴儿，你需要大声地"嘘"，虽然这听起来有点可笑。同时，你还可能需要"嘘"一段时间才行，但是持续大声地"嘘"可能会有点难度。如果你开始感到头晕或眼冒金星，这时就需要一个设备来替你"嘘"了，你的手机、旧收音机和白噪声机器都可以。

白噪声可降低婴儿猝死综合征发生的风险。一项相对著名的研究表明，如果婴儿的房间里有一台风扇，婴儿患婴儿猝死综合征的风险就会降低。没有人知道为什么风扇会起作用，可能的风扇能促进空气循环，让婴儿不再吸入他们刚呼出的空气，但这可能也与风扇发出的白噪声有关。我们知道白噪声会减少"主动睡眠"，而"主动睡眠"也是最有可能发生婴儿猝死综合征的睡眠状态。

白噪声有助于你入睡。正常情况下，我们大多数人会让新生儿在出生后的 6 个月里和我们睡在同一个房间，但是婴儿是糟糕的室友。他们即使发出最小的呜咽声，也会让人很难入睡，尤其是他们离你只有几厘米远的时候。白噪声有助于掩盖这些小声音，这样你就可以睡得更好了。

白噪声很容易戒掉。当你的宝宝长大后，通常是在他们 1 岁生日之后，你可以通过逐渐降低白噪声音量来让宝宝戒掉它。

如何使用白噪声？

虽然使用一个昂贵的白噪声制造器没什么问题，但你不用非得买一个，很多人都会用手机或平板电脑上的软件免费使用白噪声。如果你不想在孩子睡觉的时候与你的手机分开，你也可以使用任何一台老式录音机或带闹钟的收音机，它们都能产生白噪声。一些空气净化器或加湿器也能够产生足够的白噪声。

把音量调到 50 分贝左右，相当于你在浴室里一个人洗澡时听到的音量。它的音量应该不是那么令人不舒服的，如果你觉得不舒服，可能是因为声音有点儿大了。相较之下，可参照人们正常的对话音量：大约 60 分贝。在宝宝应该睡觉的时候打开白噪声，并确保它不会停。

任何会自动停下来的 CD 机或其他设备都不行，确切地说，它需要一直响下去，直到它被关掉。

一般来说，白噪声只能在宝宝睡觉的时候使用，因为宝宝在醒着的时候需要接触到来自语言、音乐和环境的刺激，而打开白噪声就是一种强烈的睡眠暗示。

白噪声安全吗？

2003 年，加利福尼亚大学的研究人员发表了一项研究，他们将幼鼠饲养在一个隔音室中，并在它们的整个幼年期将其暴露在持续不断的巨大白噪声中。

我可以理解那些小老鼠最后成长得很怪，也可以理解现在每个人都担心白噪声会伤害他们的孩子。但是，有大量证据表明，在婴儿睡觉时使用温和的白噪声甚至有可能是对孩子有益的。

和所有其他事情一样，你需要和你的儿科医生谈谈，以便得出一个你觉得合理的结论。

辅助工具❷：襁褓

襁褓是人类已知的最古老的抚慰婴儿的工具之一。它能帮助宝宝睡得更好，并且让宝宝变得更加可爱。除了创造一个可爱的"卷饼宝宝"，给宝宝裹襁褓还有一些令人信服的理由。

哭泣减少。一项研究发现，襁褓可以减少婴儿 28% 的哭泣。尤其是在婴儿出生的前两个月里，这时的婴儿特别焦躁，且难以安抚。

睡眠更好。新生儿在襁褓中入睡，会睡得更好，睡得更久。襁褓可以防止新生儿随意摆动手臂从而惊醒自己，众所周知，新生儿的手臂是多动的，婴儿会因不经意拍打到自己的脸而惊醒。

减少婴儿猝死综合征的发生。襁褓能减少婴儿猝死综合征的发生率吗？**认为襁褓能减少婴儿猝死综合征发生率的原因有以下几点：**

- 研究表明，婴儿在襁褓中仰睡会降低患婴儿猝死综合征的风险。
- 用襁褓包裹婴儿的父母更有可能让婴儿仰躺着入睡。
- 虽然襁褓中的婴儿睡得更好，但当他们接触到噪声时，他们更容易被唤醒（缺乏唤醒能力与婴儿猝死综合征有关）。
- 一项为期 8 年的关于婴儿猝死综合征与裹襁褓婴儿之间关系的回顾性研究发现，被裹在襁褓中仰睡的婴儿没有明显的患病风险。
- 被包在襁褓中能防止婴儿翻身俯卧睡觉，俯卧睡觉更容易增加婴儿患婴儿猝死综合征的风险。
- 襁褓也能防止新生儿不小心用被褥盖住头部或脸部。

美国儿科学会认为，没有令人信服的证据可以表明襁褓可以降低婴儿猝死综合征的风险。2007 年《儿科杂志》（*Journal of Pediatrics*）发表的一篇关于襁褓的研究综述强调了襁褓的好处，但同时指出了已被证明的事实：裹襁褓的婴儿被面部朝下放下或翻身压着肚子时，其患婴儿猝死综合征的风险要比未裹襁褓的婴儿高很多，最近的一项综合分析也进一步证实了这点。因此，一些专家建议，婴儿出生 2 个月后，父母应停止使用襁褓，因为这时婴儿开始会翻身了。

苦读学术研究让大多数人头疼，让我们把你需要知道的要点总结一下：

> ☾ 襁褓能帮助婴儿睡得更好。
>
> ☾ 婴儿仰睡时，襁褓是安全的。因此，只要你的孩子不会翻身面部朝下，襁褓是没有问题的。

听着，我不是一个隐藏的襁褓推销员，我也没有参加"给婴儿裹襁褓"比赛。但如果你很难让新生儿入睡，裹襁褓是能帮到你的。

如何给新生儿裹襁褓？

给婴儿裹襁褓很像折纸，有很多方法，你最喜欢的方法就是正确的方法，只要婴儿的手臂无法伸出襁褓，就证明你裹成功了。

把婴儿两臂抻直放在身侧再包裹是最有效的方式，因为伸直手臂比弯曲手臂更难挣脱襁褓，但有些婴儿更喜欢弯着胳膊裹在襁褓里，所以你可以随意尝试不同裹法。

不管在哪种情况下，成功裹襁褓的关键是婴儿手臂要与身体齐平，襁褓也要裹得相对紧实，要足够紧实到使婴儿不能扭动，还要足够宽松到你可以轻松地塞进两个手指。（本规则同样适用于试穿胸罩，仅供参考）

裹襁褓的重点应该是上半身，其目的在于保持手臂基本不动并靠近身体。用襁褓裹紧婴儿的下半身是没有任何好处的。事实上，用襁褓紧紧裹住婴儿双腿可能会导致婴儿髋关节发育不良。所以要保证婴儿的双腿和臀部在襁褓里能自由活动。

大多数人很快就能掌握裹襁褓的基本原理，可是婴儿可能会挣脱襁褓。别担心，即使是最擅长裹襁褓的人也会遇到这种情况。婴儿又小又好动，而你疲惫不堪，外面天也黑了。

我自己的包裹技巧一直不太好，所以我一般会用尼龙搭扣来包毯子，这并不是一种更好或更有效方法，只是在凌晨 3 点的黑暗房间里，这样包裹更不容易出错。大多数尼龙搭扣都会有个袋子，这能在帮助婴儿保持腿部温暖的同时，不限制腿或臀部的活动。

婴儿在被裹襁褓时通常会手脚乱动，很不听话，甚至会哭闹（换尿布和衣服时也是如此）。但宝宝对裹襁褓的这种负面反应并不意味着婴儿不喜欢裹襁褓，或者裹襁褓时会睡得不好。所以，不要让这种负面反应糊弄了你。你是在为减少婴儿哭泣和保持婴儿长时间的持续睡眠打基础。

襁褓的安全性

裹襁褓很好，但你确实需要注意一些安全问题：

千万不要让襁褓中的婴儿趴着睡。这在前面已经提到过了，但得再强调一遍。襁褓中的婴儿面部朝下睡觉会使患婴儿猝死综合征的风险增加至少 12 倍，这比婴儿未裹襁褓时面部朝下睡觉危险得多。

确保其他婴儿看护者对上一条守则 100% 清楚。此前有过一些日托人员让裹襁褓的婴儿趴着睡觉的例子，因此美国儿科学会和其他儿童权益组织反对日托中心给婴儿裹襁褓，并不是因为裹襁褓不好，而是由于缺乏安全意识，导致太多裹襁褓的婴儿被面部朝下放到床上睡觉。一定要确保所有负责照看孩子的人都了解安全睡眠守则。

当你的孩子能翻身时，就无须裹襁褓了，而且要彻底停止裹襁褓。一旦你看到孩子出现快要翻身的迹象，就不要再裹襁褓了，孩子能自己侧身就是一个明显的信号。

不要让宝宝过热。不管是不是裹着襁褓，你都不能让你的孩子太热。夏天，裹襁褓的婴儿可能需要在襁褓下光着身子，或者你可以尝试用棉纱包裹，它比棉布或羊毛更透气。

辅助工具❸：安抚奶嘴

安抚奶嘴是婴儿睡眠的辅助工具之一，人们却往往会避开它，因为他们担心自己的宝宝会上瘾。

我也吐槽过安抚奶嘴。一开始，你很难让宝宝使用安抚奶嘴。你必须尝试一大堆安抚奶嘴，才能找到适合你的宝宝的神奇安抚奶嘴，你还要确保手边总有安抚奶嘴，因为安抚奶嘴似乎比汽车钥匙更容易丢失，而且尽管你千方百计地避免，它们还是会掉在公共卫生间的地板上。

还有人担心使用安抚奶嘴会妨碍喂奶，尽管"乳头混淆"的传言已经被揭穿。最后，你得想办法让你的孩子放弃他们心爱的安抚奶嘴，这比让他们放弃一块蛋糕还难。

所以很长一段时间以来我都想搞清楚，没错，婴儿有强烈的吮吸欲望，他们似乎会很喜欢安抚奶嘴。**让你把安抚奶嘴作为新生儿睡眠辅助工具之一的理由有很多：**

让宝宝在入睡时吸吮安抚奶嘴已被证实能显著降低婴儿猝死综合征的发病率。如果安抚奶嘴掉了，你不需要再把它放回去，因为吸吮安抚奶嘴只对入睡有好处。

当安抚奶嘴与其他安抚方法结合使用时，会对婴儿产生极大的安抚作用，可以显著改善睡眠、减少哭闹，尤其是裹襁褓和播放白噪声。

在母乳喂奶后，可以使用安抚奶嘴来满足宝宝吮吸的需求，同时让妈妈的乳房得到应有的休息，让你的丈夫也有机会帮忙照顾宝宝。尽管之前人们认为使用安抚奶嘴会影响母乳喂养，但目前的研究表明，这不会对母乳喂养造成负面影响，甚至可能更有助于哺乳期妈妈喂奶。

为什么安抚奶嘴的名声不好？

"但是我听过很多关于婴儿使用安抚奶嘴的可怕事件，他们整晚都需要不断地把安抚奶嘴重新放回孩子嘴里！为什么会有成千上万的妈妈抱怨安抚奶嘴的问题呢？"下面是一些关于使用安抚奶嘴的合理担忧。

安抚奶嘴有时会给年纪大一点的孩子带来牙齿问题。如果你的孩子超过2岁还使用安抚奶嘴（适用于所有4岁以上儿童，也适用于部分2岁以上的儿童），他们患蛀牙和"牙齿咬合不正"的风险就会更高。其实就是牙齿歪歪扭扭，需要使用牙套，而你至少需要花掉2万元来矫正它们，这一点会说服你让孩子在两岁生日前放弃使用安抚奶嘴。

此外，我几乎可以保证，你那喜爱安抚奶嘴的4岁孩子会在操场上被嘲笑。这并不好玩儿，但这种情况确实会发生。总而言之，让孩子在2岁之前戒掉安抚奶嘴有很充分的理由，但这并不能说明在你的孩子还小的时候就要剥夺他们享受安抚奶嘴的权利。

安抚奶嘴有时会导致睡眠问题。如果你的宝宝只有在叼着安抚奶嘴时才能睡着，你可能会发现自己成了一名"安抚奶嘴置入专家"，而且你需要整晚不间断地为他服务。

"安抚奶嘴置入专家"是一份糟糕的工作，没有薪水，工作时间长，还没有晋升的机会。一些婴儿含着安抚奶嘴高兴地入睡，之后却会不断地要求你喂奶，因为虽然安抚奶嘴在前半夜"足够好"，但随着婴儿睡眠驱动力逐渐减弱，只有母乳或者奶瓶才能哄孩子睡着。

简而言之，在安抚奶嘴还能安全地为睡眠做出贡献时，你能用很长时间，尤其是在新生儿还很焦躁的月份里。与使用安抚奶嘴相关的问题可能永远不会成为你的宝宝需要面对的问题，几个月甚至几年都不会。

如果你现在就很难让你家的新生儿入睡并保持睡眠，可以考虑在睡眠习惯中添加安抚奶嘴，如果出现问题，你可以选择让他戒掉安抚奶嘴。

让宝宝使用安抚奶嘴

婴儿经常会挣扎着抗拒那些有助于他们的幸福和健康的事情，例如换尿布、裹襁褓和使用安抚奶嘴等。

很多婴儿对安抚奶嘴的兴趣和我对汽车保养的兴趣是一样的，那就是没有兴趣。但你起码应该努力尝试一下：

购买四五种不同类型的安抚奶嘴。最糟的情况是，你的孩子拒绝使用其中任何一种。

在宝宝不饿的时候才给他安抚奶嘴。往一个饥肠辘辘的婴儿的嘴里塞入没有奶的安抚奶嘴，他生气是很正常的。

在一天中的不同时间提供安抚奶嘴。宝宝今天早上不感兴趣？那稍后再试试，明天接着试。

做"拔安抚奶嘴"实验。把安抚奶嘴放进宝宝的嘴里，然后轻轻地弹安抚奶嘴，假装你想把它拔出来。婴儿会条件反射般更用力地去吮吸安抚奶嘴。这样做有两点益处。

首先，这样可以防止宝宝立即吐出安抚奶嘴，帮助他们习惯安抚奶嘴。其次，它可以锻炼宝宝用于吮吸的肌肉，这样宝宝即使在睡觉时，也能更好地把安抚奶嘴含在嘴里，你就不需要多次置入安抚奶嘴了。

试着在安抚奶嘴头上放一点母乳或配方奶粉，但不要加蜂蜜，因为婴儿真的很容易肉毒杆菌（蜂蜜中也有不少）中毒。

如果你处在哺乳期，那就让除你之外的人尝试。令人悲伤的事实是，在处理宝宝的大部分事情时，妈妈以外的人做得都很顺利。

尽管你绞尽脑汁，有些宝宝最后还是不肯使用安抚奶嘴。那好吧，最起码你试过了。生活就是如此。安抚奶嘴是个好的安抚工具，但不是唯一的。

辅助工具❹：婴儿摇椅

从怀孕那一刻起，你的孩子就一直在你的肚子里摇晃着睡觉。这个被称为子宫的"摇椅"非常受欢迎，因此获得了 100% 的市场份额。没错，全世界所有的婴儿在出生前都享受着"子宫摇椅"。

除了妈妈在"卧床休息"（ bed rest ）①的时候，宝宝一直在快乐地荡摇椅。妈妈四处走动时，"子宫摇椅"开始摇晃，婴儿被摇晃着进入梦乡。妈妈停止活动时，"子宫摇椅"停止摇晃，宝宝就会醒来，这就是为什么宝宝在妈妈躺下的那一刻就开始进行剧烈活动。

因此，绝大多数婴儿从出生起就已经有了对"运动"的热爱。你可能会在开车时看到婴儿的此类反应，一些婴儿在汽车启动几秒钟后就睡着了，还有一些婴儿从被放在汽车座椅上起就大声尖叫，直到从座椅上下来，离开车子才停下。

别上当，宝宝在汽车座椅上尖叫并不意味着他不喜欢运动，只是表明宝宝真的讨厌汽车。

有些婴儿是运动迷，有些则不是。你不能让你的非运动迷宝宝变成一个运动迷，也不应该去改变。不过，如果你的宝宝是个运动迷，那么摇椅可能会对他的睡眠有帮助。

为什么使用婴儿摇椅？婴儿摇椅对帮助婴儿睡眠起到了 3 个关键作用。

---

① 特指医生要求的"卧床休息"。

摇椅的摇晃与子宫的持续摇摆运动相似，从婴儿的角度来看，这能给他提供一种自然睡眠状态下的安抚。

即使椅背完全倾斜，摇椅也能让宝宝保持稍微挺直。许多婴儿的胃部顶端有一个未完全发育的瓣膜，这意味着他们胃袋内的东西，如牛奶、配方奶、胃酸等，会被推上食道。稍微倾斜的睡姿可以借助重力使食物待在胃里。婴儿摇椅与婴儿床不同，婴儿床没有助眠效果，且具有潜在的婴儿猝死综合征风险，而婴儿摇椅有固定婴儿并使其仰睡的带子。

摇椅可以帮助宝宝逐渐学会自主入睡，正如我们所说的，这是培养自主入睡的一个基本步骤！

婴儿摇椅安全注意事项

美国儿科学会的官方声明建议，除了在未经装饰的现代婴儿床上仰躺睡觉外，不要让婴儿睡在其他地方：不要和别人一起睡、不要在摇篮里睡、不要听着摇滚乐睡、不要在摇椅里睡，等等。

几乎所有关于安全睡眠的研究都集中在宝宝在婴儿床上睡和与父母一起同床睡上，而对可以替代的寝具近乎没有研究。美国儿科学会强烈建议，理想状态下，要让你的新生儿以睡在婴儿床上为主，因为他们已经对其进行了最彻底的研究，证明这是最安全的寝具。

我的目标是最终帮你找到一种方法，让你的孩子在婴儿床上独立安全地睡觉。然而，一些父母发现，他们的孩子根本无法在婴儿床上睡觉。如果你很难让孩子入睡，那就和你的儿科医生讨论一下使用婴儿摇椅的可能性，然后做出一个适合你家的、合适且合理的决定。

如果你们都同意尝试使用摇椅，一定要采取合理的安全措施：务必使用摇椅的安全带；确保你的摇椅已正确组装好，并能稳固地放置在地板上；不要在里面放散乱的玩具或毯子；确保摇椅达到最大倾斜角度，等等。

如果你的孩子是早产儿或体型太小，你应该推迟使用摇椅，因为他们会在摇椅上来回移动。

你永远都不会希望你的孩子是弓着背睡觉的，同理，在摇椅、汽车座椅上也是如此，以驼背（下巴抵在胸上）的姿势睡觉会抑制氧气的摄入，要确保摇椅放在一个你可以经常监控孩子睡觉的地方。

什么时候使用婴儿摇椅？ 大多数父母会让孩子在小睡时间使用摇椅。 在孩子小睡时你是清醒的，因此能更好地哄宝宝在摇椅上入睡。你也可以时刻留意，确保孩子保持良好的睡姿。

此外，由于睡眠驱动力的增强，大多数婴儿晚上在婴儿床上睡得很好，而在婴儿床上小睡通常比较困难。使用摇椅后，你可能会惊喜地发现，即使现在孩子晚上的睡眠一团糟，但如果你用摇椅来延长白天小睡的时间或提高睡眠质量，那么他晚上的睡眠也会得到改善。

使用哪种婴儿摇椅？ 一般来说，任何全新的摇椅都可以。 我加上"全新"这个词，说明你需要的不是一把旧的、别人不要的桶形摇椅。

那种类似座椅的立式摇椅在美国已不再出售，但仍可以在别人家门口进行旧货交易时买到。这种摇椅对于睡着的婴儿来说是不安全的，因为婴儿坐在立式摇椅上面需要直起上半身，这会导致婴儿坐下的时候下巴压在胸上，阻碍呼吸。

如果这还不是一个说服你购买新摇椅的理由，那旧摇椅因马达容易烧毁而臭名昭著这个理由总可以吧。所以，虽然你可以买很多二手的婴儿衣服、书籍等，但摇椅需要买全新的。

你的全新摇椅还需要是全尺寸的。通常来说，全尺寸摇椅的性价比会更高，且不会因为你的孩子不断长大而变得不适用。

如何使用婴儿摇椅让宝宝睡觉?

🌙 把摇椅放在宝宝睡觉的地方,或最常睡觉的地方,有可能是你的房间里靠近婴儿床的地方。

🌙 适当地使用白噪声。白噪声有助于婴儿睡眠,能掩盖摇椅摇晃时发出的噪声。

🌙 设置婴儿监视器,这样你可以直接观察到摇椅的状况。

🌙 使用摇椅的安全带,把孩子"系"在摇椅上。

🌙 一开始高速摇晃摇椅。等你的孩子在摇椅上舒服地睡着了,你就可以尝试低速摇晃摇椅,但一般最好从高速摇晃开始。

🌙 可以考虑使用襁褓。大多数在摇椅上睡觉的婴儿也会被襁褓包起来,但这不是必要的。

　　记住,裹襁褓是指把手臂包起来。让婴儿的双腿放松,以便能把孩子系在摇椅上。

🌙 首先要看看你的孩子是否能在摇晃的摇椅中自己睡着。如果孩子睡着了,你就成功了。这一招并不适用于所有宝宝,但可以试试看,宝宝会不断地给你带来惊喜。如果的确不管用,那就转向使用高级睡眠摇椅技巧。

高级睡眠摇椅技巧

　　我们要用各种安抚方式来让宝宝们无法保持清醒,就像我喝了两杯酒时的样子。除了以上几点,还要做到:

- 把沾有妈妈气味的东西放到婴儿脸部附近。例如你过去一个月一直穿着的 T 恤衫。裁下一小块（大约 15 厘米 ×15 厘米，不要太大），放在摇椅背后，靠近宝宝的脸。空闲的时候，可以把裁下来的这一块塞进你的内衣里，让它沾满你的气味。

- 使用安抚奶嘴。

- 轻摇宝宝的头。重点在"轻摇"（jiggle）。"摇晃婴儿综合征"（shaken baby syndrome）是由于暴力地摇晃婴儿产生的。我们讨论的是"轻摇"而不是"剧烈摇晃"。

- 把裹着襁褓、吸吮着安抚奶嘴的宝宝放在摇椅里，关掉摇椅马达，让宝宝处在有白噪声的黑暗房间里。蹲在摇椅后面，让宝宝看不见你，并用手臂推动摇椅。

- 如果你的宝宝没有平静下来或入睡，就在前后摆动摇椅的同时，左右晃动摇椅的背部。要做到让宝宝的脸颊像果冻一样晃动的程度，你也可以大声地"嘘"，我知道你已经在用白噪声了，但多个"嘘"似乎更有用。保持 2 ~ 3 分钟，直到你的宝宝看上去疲累了。一个明显的表现是困倦地眨眼睛，眨眼的速度越来越慢。当你看到宝宝有这种表现时，就打开摇椅马达，悄悄溜出房间。

- 出点问题也不要大惊小怪。当你给宝宝裹上襁褓，把他系在摇椅上时，他可能会哭或抱怨。没关系的，除非他是饿了，不然这是一个很好的迹象，证明他需要睡觉了，让我们深呼吸，继续帮他在摇椅中入睡。

- 可选用喂奶、喂食或者摇晃襁褓里的婴儿，等婴儿彻底入睡后，再把他放到摇椅里。面对 4 个月以下的婴儿或者用别的方法很难入睡的婴儿时，这个办法是可行的。我的建议是，尽可能尝试用其他方法来帮助婴儿在摇椅中入睡，但这个有效的备用策略只能在短期内使用。当宝宝在摇椅上舒服地躺了一周后，可以试着让他们在摇椅里独自入睡。

婴儿摇椅使用常见问题

婴儿在摇椅上睡着后，需要摇椅停止摇晃吗？不需要，摇椅应该保持与婴儿入睡时同样的摇晃频率。你也可以去尝试使摇椅停止摇晃，但通常情况下最好还是让它保持摇晃。

他们必须一直在摇椅上睡觉吗？不是。大多数孩子晚上在婴儿床上睡是没有问题的，但小睡会比较困难，所以可能只在白天需要使用摇椅。如果你的宝宝在摇椅上打盹儿，你通常会希望他们一直都在摇椅上打盹儿。当然，这没有硬性规定，有些婴儿在一天的最后一觉才需要额外的帮助，在这种情况下，摇椅可能只对这最后一觉有用。

在孩子醒着的时候，可以用摇椅吗？不可以。当你走上 "让婴儿在摇椅里睡觉" 这条道时，摇椅就等于睡觉的地方。如果你的宝宝平日不在摇椅上睡觉，可以用它来哄哭闹的宝宝，否则，摇椅就是专门用来睡觉的。

如何把裹着襁褓的婴儿系在摇椅上？襁褓主要用来包裹婴儿的手臂。婴儿的腿可以裹在一个可爱的小袋子里保暖，但这不是必要的。如果你用的是毯子，那就让宝宝的腿露出来，或者留出充足的长度，从宝宝两腿之间穿过来固定宝宝。如果你选择使用 "襁褓袋"，可能就没有足够的多余部分穿过宝宝的两腿之间，那就让宝宝的腿伸出襁褓袋。不管是哪种情况，安全带都要从婴儿两腿之间穿过来固定。

　　我的妈妈 / 婆婆 / 邻居 / 朋友认为我把孩子放在摇椅上是不对的。你能帮我说服他们吗？不能。 除非你住在一个很开放的地方，并且愿意带着我们这四口之家去参加这次辩论，那我完全听候你的安排。听着，在地球上，你只需要三个人支持你的育儿方式：你、你的伴侣和你的儿科医生。在未来的很多年里，你们三个会在一起讨论很多事情，例如这个皮疹是怎么回事，以及行为问题、性话题等。

　　其他人都可以或多或少地参与进来，对于其他人的意见，你真正需要表达的只是一句友善而坚定的话："我很感谢你告诉我你的担忧，但我们对自己做出的决定很满意。"

辅助工具❺：睡眠时间管理表

　　"睡眠时间管理表"是其他婴儿睡眠辅助工具起作用的基础，因为在你试图帮助过度疲倦或不够疲倦的孩子睡觉时，其他工具要起作用就很困难。大多数辅助工具关注的是如何让你的孩子入睡，而睡眠时间管理表关注的是何时入睡。

　　大多数婴儿都不会到睡觉时间就睡。实际上，大多数婴儿都会长时间高兴地或焦躁地保持清醒，清醒时间远远超过他们小小身体需要睡眠的时间。如果清醒得太久，婴儿会变得暴躁不安，难以安抚。

　　更糟的是，清醒太久会影响睡眠激素和压力激素的分泌，使婴儿入睡变得更加困难。

　　同样，如果婴儿醒着的时间不够长，他们就不会累得想去睡觉，这时你想让他们睡一会儿，他们就会理直气壮地对你发火。这正如前一章所述，睡眠时间的选择至关重要。

　　如果可能的话，你会想安排婴儿的睡眠时间表，这样你的孩子就不会清醒得太久，或不够久。这就出现了一个问题：你如何才能知道孩子什么时候该睡觉了？如果你运气好的话，他们会自己告诉你。

孩子累了的迹象

有的婴儿不管醒了多长时间都很精神，有的婴儿看着很精神，但突然就困了，就像阳光下迅速融化的冰沙一般，而有的婴儿在他们累了的时候会发出很明显的信号。**当你的宝宝出现以下行为时，可能就意味着他累了：**

- 开始焦躁
- 无缘无故地哭泣
- 没有眼神交流
- 更加剧烈地活动手臂或双腿
- 看上去想吃，但拿来时却不吃

- 对玩具或活动失去兴趣
- 必须被抱着
- 揉眼睛
- 慢动作眨眼
- 打哈欠

疲惫的幼儿和学龄前儿童会变得更容易发怒或有行为上的变化，如打、抓、扔。年龄较大的儿童或青少年通常不会有过度疲劳的外在迹象，因为他们可以掩盖疲劳这一潜在的事实，但可能会产生严重后果。

捕捉 "睡意迹象"（sleepy signs）的难点在于，婴儿所表现出来的睡意迹象通常不太可靠，或者当他们表现出来的时候已经过度疲倦了。所以要一只眼睛盯着你的孩子，另一只眼睛盯着时钟。

你的孩子能舒服地保持多长时间的清醒，取决于他们的性格、年龄，可能还跟月亮的相位有关，但睡眠时间管理表 1（见表 5.1）会给你一个明确的时间。如果你的孩子醒着的时间大大少于或超过了表里建议的时间，那么你可能是让他们睡得太早或太晚了。（小睡时间表在第 10 章中有更详细的说明。）

表 5.1　睡眠时间管理表 1

年龄	小睡次数	小睡时长	小睡间隔时间	入睡前清醒时长（小时）	入睡时间	夜晚睡眠时长（小时）	每天总睡眠时长（小时）
出生~6周	4~8	15 分钟 ~ 4 小时	45 分钟 ~ 1 小时	1~4（新生儿都比较特别）	多变但经常会延迟：晚上 9~11 点	8~14	14~18
6 周~3 个月	3~5	30 分钟 ~ 2 小时	1 小时 ~ 1 小时 45 分钟	1~2	多变但经常会延迟：晚上 8~11 点	8~13	11~15
3~6 个月	3	1~2 小时	约 2 小时	2~3	晚上 7~9 点	9~12	12~14
6~9 个月	3	1~2 小时	2~3 小时	3	晚上 6 点半~8 点半	9~12	12~14
9~12 个月	2~3	1~2 小时	约 3 小时	4	晚上 6 点半~8 点	10~12	12~14
12~18 个月	1~2	1~2 小时	3 小时	4~5	晚上 7~8 点	10~12	12~14
18 个月~3 岁	1	1~2 小时	—	4~6	晚上 7~8 点	10~12	11~14

多大的宝宝使用辅助工具效果最好？

很少有婴儿需要用上所有的睡眠辅助工具才可以入睡，但大部分婴儿都或多或少需要一些，只有少数幸运儿几乎不需要任何睡眠辅助工具就可以入睡。

虽然没有硬性规定，但基于孩子的性格和年龄，这些可能是最适合宝宝的辅助工具。

白噪声

使用时间：第 1 年

婴儿类别：所有

在宝宝出生的第 1 年里，只要宝宝睡觉就使用白噪声。即使你的宝宝一直在没有白噪声的环境里睡觉，只要还未满 1 岁，使用白噪声都不算晚。

襁褓

使用时间：出生 3 ~ 6 个月

婴儿类别：所有

几乎所有的婴儿在襁褓中都会睡得更好。如果你的宝宝还不到 3 个月，没有使用过襁褓，那现在开始用不算太晚；如果你的宝宝 3 ~ 6 个月大，且没有使用过襁褓，那也值得一试；如果你的孩子已经 6 个月大了，从来没有使用过襁褓，那可能已经晚了。

对许多婴儿来说，在一间有白噪声的黑暗房间里裹着襁褓睡觉，他们可以得到所需的最大安抚。

安抚奶嘴

使用时间：出生 4 ~ 6 个月（对于有些婴儿来说可以一直用到 2 岁）

婴儿类别：所有

不仅是睡觉的时候，新生儿一整天都需要大量的安抚，所以你可能会发现，婴儿不光在睡觉时需要安抚奶嘴，在他们烦躁时、汽车旅行时、午夜时都可以使用安抚奶嘴。当宝宝 6 ~ 8 周大后，可以试着让安抚奶嘴成为专为睡眠使用的工具。（如果宝宝在生病或脾气暴躁的时候想要安抚奶嘴，也是可以的，不用担心。）

婴儿摇椅

使用时间：出生 4 ~ 6 个月

婴儿类别：爱动的婴儿

并不是所有的婴儿都爱动，很多婴儿根本不在乎摇椅。但那些爱动的婴儿在摇椅上睡觉时会睡得更好。大部分婴儿都是在 3 ~ 4 个月大时开始使用的。

睡眠时间管理表 2（见表 5.2）

使用时间：一直（在头几年里是最重要的）

婴儿类别：所有

表 5.2　睡眠时间管理表 2

年龄	白噪声	襁褓	安抚奶嘴	摇椅	时间表
0 ~ 3 个月	√	√	√	√	√
3 ~ 6 个月	√	√	√	√	√
6 ~ 9 个月	√				√
9 ~ 12 个月	√				√

有些婴儿更容易打盹儿、延长小睡时间或睡眠不规律。但这些婴儿比较特殊，你的宝宝不一定是这样的。即使你的宝宝看起来对不规律的睡眠很满意，他弹性的睡眠时间也几乎总是会破坏你的睡眠计划。偶尔忽略睡眠时间表是可以理解的，也是必要的，因为这就是生活，但经常打乱睡眠时间肯定会导致睡眠问题。

灯光呢? 我没有把调低灯光亮度作为一种辅助工具，但你可以跟我讨论这个问题，认为我应该把它放到辅助工具里。

你可能会发现新生儿能够在明亮和嘈杂的环境中睡觉，这给人留下了婴儿不必非得在黑暗的环境里睡觉的印象。事实是，"在明亮的光线下睡觉"只有新生儿办得到。

随着婴儿年龄的增长，他们的身体会形成更成熟的昼夜节律。最近的研究表明，在睡眠前后或睡眠期间暴露在光线下，会对我们的睡眠能力造成严重的负面影响。

因此，如果你有需要的话，可以让新生儿在客厅的摇篮中小睡。但在婴儿几个月大后，我强烈建议你让婴儿在光线暗淡的环境中睡觉。

幼儿的依恋物呢？ 幼儿入睡时会抱着得使自己有安全感的小物品，这就是依恋物，也被称为"过渡性客体"（transitional object）。问题是，幼儿依恋物究竟是什么，目前还没有一个公认的定义。对有些婴儿来说，依恋物可以是一小块柔软的布，也可以是一只实物大小的毛绒熊猫。

美国儿科学会在《关于婴儿猝死综合征的研究状况》中声明，在孩子1岁之前，婴儿床上不应该有任何柔软的东西。因此依恋物也应禁止使用。

尚小的婴儿可能不太会在意这种依恋物，而大一点的婴儿和蹒跚学步的幼儿却喜欢抓、揉、嚼、闻或吮吸柔软的东西，如果你的孩子1岁或者更大，拥有一个小型的依恋物（最好是透气面料的）可能是安全的。但在使用依恋物帮助宝宝睡眠前，一定要与儿科医生讨论一下，最好给他们看看该依恋物是否可用。

培养孩子自主入睡的盟友。 这本书的一个基本主题是培养孩子自主入睡的能力。希望我已经说服你接受了一些，甚至大部分的睡眠辅助工具，因为这些是能够应你的要求，温柔地教孩子睡觉的可靠盟友。毕竟在帮助婴儿睡觉这件事上，盟友越多越好。

希望你也能注意到，大多数辅助工具主要是在孩子3～6个月大时使用，你可能已经发现了，在这个时间段内，使用辅助工具最有助于慢慢地哄孩子自主入睡。这并不是说在孩子6个月大后培养他自主入睡的习惯是不可能的，但是这时的年龄已经超出很多辅助工具的适用范围了。

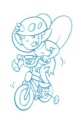

第 6 章　睡眠辅助计划：
2~4 个月宝宝睡眠引导

即使有很棒的工具可以使用，你也需要有一个很棒的计划才行。接下来两章的重点：确定并实施教孩子学会自主入睡的最佳计划。

对于那些还没有孩子的人来说，这似乎很容易实现。当你有了孩子后，你就会发现想把还清醒着的宝宝放在床上，就像获取奥运会参赛资格一样遥不可及。

但是，组建一支奥运会队似乎是一个不现实的解决方案，那就让我们制订一个能替代它的行动计划吧。

最容易教宝宝睡觉的时期

注意我没有说"容易"，我说的是"最容易"。经验法则是"宝宝越小的时候越好引导"。这条法则同样适用于学开车、学表演以及选红酒。

教婴儿自主入睡，最容易的时期是在婴儿 2 ~ 4 个月大的时候。

因为宝宝还很小，你仍然可以安全有效地使用睡眠辅助工具。相信我，当你试着温和地说服一个习惯吃着母乳入睡的 4 个月大宝宝，在没有母乳的情况下自主入睡时，这些辅助工具是必不可少的。

在婴儿较小时让他学习如何入睡，比等到宝宝 11 个月大后再教他更

容易，毕竟你能让较小的宝宝相信，只有一种方法可以使他入睡。

一些可预测的睡眠问题通常发生在宝宝 4 ~ 9 个月大时，如睡眠倒退、出牙、分离焦虑等，可参见第 12 章。早点开始可以确保你在问题产生前已经为宝宝良好的睡眠奠定了坚实的基础。

宝宝 6 个月大时，与睡眠联想相关的问题会更加明显。理想情况是，最好在问题出现之前就让宝宝学会自主入睡。

显然，教孩子入睡并不会随着他长大而变得容易。与其考虑"何时"，不如就"现在"，除非你昨天才生了孩子，不然这个月开始会比下个月更容易。除非有其他特殊情况，比如宝宝生病了，或者你正在进行为期 3 周、令你悔不当初的野营旅行，不然最好从今天就开始。

教宝宝睡觉，要提前做好这些准备

人们最常问我的问题是"你的头发怎么了？"，排名第二的问题是"我该如何教我的孩子入睡？"。

教你的孩子自主入睡就跟说服他们吃蔬菜一样。你不会把一盆巨大的炒西兰花放在一个 4 岁的孩子面前，指望他会一头扎进去。你会偷偷地在每餐的这道菜和那道菜中混入一点蔬菜，随着时间的推移，你的孩子就能够吃下足够让他避免佝偻病的蔬菜。

仔细想一想，你从孩子出生那天起就一直在教他如何睡觉。你使用了摇晃、怀抱、哺乳、喂食等方法，你一直都是这么做的，这也就成了你孩子知道的唯一睡觉方式。教你的孩子自主入睡意味着要引入新的方法和睡眠联想，这些新的方法和睡眠联想会带来更好的睡眠质量，因为这些新事物的作用将持续一整夜。

这意味着孩子将以不同的方式入睡。这会比用旧有的方式入睡难得多。

我们将讨论一些培养孩子自主入睡的技巧，这些技巧要与孩子的性格、喜好和年龄相匹配。**任何教导宝宝入睡的方法都应该基于一定的准则，包括以下几点：**

> ☽ 从入睡时间开始。宝宝在晚上睡前会产生一种强烈的生理冲动，想要睡觉，这会比在宝宝小睡时让他学习自主入睡容易得多。这是两个成年人一天中唯一能听到自己以正常音量说话的时间，也是你最好的起始点。
>
> ☽ 有一贯的、符合年龄的入睡时间（详见第 3 章）。如果你的孩子每晚都在同一时间睡着，那每当到了这个时间，孩子几乎不可能不睡觉，这也为培养计划的实施预先做好了准备。
>
> ☽ 有固定的睡前习惯。20 ~ 30 分钟就可以，但必须是一系列能让孩子平静下来的活动，而且你必须每天晚上都做。
>
> ☽ 确保卧室是黑暗的。遮光卷帘几乎是必需品。黑暗是一个强有力的睡眠暗示，有助于诱导睡眠。但必要时，也可以使用夜灯。

如果你掌握了这些基本知识，你就已经准备好开始教宝宝自主入睡了。

选择 1 种睡眠辅助计划，先测试 5 天

经验表明，虽然可能有"至尊戒驭众戒"（one ring to rule them all，长篇奇幻小说《魔戒》中至尊戒上的刻字），但没有独门绝技引众婴儿入眠。但如果从最适合你和你的孩子的方法入手，事情会进展得更加顺利。

为此，这里提供了 7 种睡眠辅助计划，简称 SWAPs（Sleep With Assistance Plans）。因为 SWAPs 自成一类，所以睡眠辅助计划通常需要渐

进地执行，需要父母的大量参与，并且需要较长的时间来实施（可与第 7 章第 2 部分中的方法相比较）。

我创造了"睡眠辅助计划"这个词，因为其他人都创造了自己专属的婴儿睡眠术语，我感觉自己被落下了。当然，这也因为它是一个很好的术语总称，概括了所有鼓励自主入睡的渐进式策略。

许多婴儿睡眠观都强调要采取"温和"的方法，但我认为用"渐进"来形容更为准确。"温和"常常被认为是"不会让孩子哭"的方式，但对我们大多数人来说，"不让孩子哭"是一个不切实际的目标。当你偏离常规操作时，大多数婴儿都会大发牢骚，甚至大声尖叫，有些婴儿还会不停地大声哭闹，即使你试图积极地安抚他们。"温和"这个词也使得方法变得非此即彼，使其他方法都被默认为"严厉"的，这样既不公平也不准确。

孩子因此流几滴眼泪并不意味着你不爱他，也不意味着你做了错事。你要做的一件事情是，给孩子留出他们发展新技能时克服困难的空间，这不会是你的孩子第一次或最后一次努力克服困难，不要让宝宝愤怒或不安的情绪影响到你。改变是艰难的，所有人都会本能地抗拒改变。对你的孩子要有信心，他们有能力创造奇迹。

睡眠辅助计划的重点是逐渐改变孩子的睡眠方式，它的好处是，其中许多方法在对较小的婴儿使用时效果拔群。此外，许多父母都有自己的一套理论，认为要保持现状或采取更循序渐进的方法。虽然我在这一章中频繁使用"渐进"这个词，但对于一些适应能力强的婴儿来说，使用其中一种睡眠辅助计划就可以很快奏效。如果你刚刚开始考虑如何帮助孩子学会自主入睡，我建议你先从其中一种睡眠辅助方法开始。

睡眠辅助计划的缺点是，可能需要几周的时间，孩子的睡眠才能有改善。你可以预料到，这项计划需要你持之以恒地实施。随着时间的流逝，你可能会担心这一切都是徒劳。

以前的睡前习惯只需 15 分钟就可以完成，现在只有 94 分钟一循环的挫败感。人们很容易偏离轨道，想要"仅此一次"地回到旧习惯，但这"一次"可能就会让你前功尽弃。我说这个并不是要劝阻你，只是想在你思考睡眠辅助计划是否真的适合你的时候，给你提供一些我的看法。

言归正传，以下就是你要考虑的睡眠辅助计划。请仔细阅读，并选择一种你最愿意坚持至少 5 天的计划，只能选择一种！

更多的安抚

最适用于：4 个月以下婴儿；年龄较大的高需求或胃食管反流的婴儿

正如第 5 章所述，较小的婴儿需要大量的安抚才能入睡。尤其是对新生儿来说，安抚的默认来源是你：婴儿会在你的腿上入睡，会待在你的婴儿背带里入睡，会在你给他喂奶时入睡，或者在你的怀里入睡，等等。如果这些对你来说没有问题，那当然很棒了。

然而，通常情况下并非如此，婴儿在你身上睡是不安全的。有时你也需要自由，这样你就可以工作、照顾年长的孩子或关注自己所需。如果宝宝不在你腿上入睡，就会超过 20 分钟还无法睡着，这就成了问题。

同样地，有胃食管反流或肠绞痛的孩子，或是那些高需求的孩子，需要的安抚时间也会比你预期的长得多。

以下一些迹象表明你的宝宝需要更多的抚慰：

> 🌙 他们总是只会小睡片刻。
>
> 🌙 他们难以入睡。
>
> 🌙 他们在晚上醒来的次数远远多于由于饥饿而醒来的次数。
>
> 🌙 他们只在你身上睡。

解决办法通常是提供更多的安抚。那我们应该怎么做呢？你猜对了。使用婴儿睡眠辅助工具。

人们常常跳过这一步，因为他们错误地认为"自主入睡"等于"不用辅助工具"，或者他们认为这是一种退让，"但我们在孩子 2 个月大时就停止使用襁褓了！"。我们都在朝着孩子能在小睡和晚上入睡时自主入睡这个方向努力，为他们打下坚实的基础，让他们整晚都能安睡，并且在这一过程中你和宝宝不会再不停地流泪。所以我们不是不使用睡眠辅助工具，而是要正确地使用睡眠辅助工具。

如果你的孩子未满 4 个月，你可以考虑使用：

> 白噪声
>
> 用来睡觉的、光线暗淡的房间
>
> 襁褓（前提是孩子还不会翻身）

如果你已经在使用这些工具了，而孩子的睡眠仍然难以控制，那就用以下方法来提高孩子的睡眠质量：

> 摇椅（通常对需求极高的婴儿和特别喜爱运动的婴儿有帮助）
>
> 安抚奶嘴

如果你能在包裹着襁褓的孩子醒着的时候，把他们放到婴儿床上，播放白噪声，并在他们睡着后走出房门，那你就"吃鸡"成功了（winner winner chicken dinner）[①]！如果"吃鸡"失败，请在你的计划中添加第二种睡眠辅助计划。

---

① 一句经常用于电子游戏的口号。

吵闹个够

最适用于：大多数 2 个月以上的婴儿

使用所有适合你孩子年龄的睡眠辅助工具来安抚他们，直到他们平静下来，昏昏欲睡。趁他们还醒着的时候，把他们放进婴儿床里，然后走开。

如果你的宝宝还小，不足 3 个月，设置一个 10 分钟的计时。如果你的宝宝超过 3 个月了，可以考虑设置 15 分钟甚至 20 分钟的计时。在回到孩子身边之前，等待的 10 分钟似乎无穷无尽，其实并不是，所以不要作弊，不管宝宝实际睡着的可能性有多大，一定要耐心等待。宝宝可能会哭闹嘟囔，还会听起来好像对你很生气，但要给他点空间，看看他会怎么做。

如果你的孩子睡着了，你成功了！这不意味着结束了，但是你已经朝着让他自主入睡迈出了一大步。

这是新的睡前习惯。你可能会在中途遇上点小问题，需要时不时地去帮助你的孩子，但在很大程度上，你已经成功地找到了一种方法来帮助你的孩子在没有你的情况下入睡。

但是如果计时器响了，你的孩子还没睡着怎么办？ 现在你要视情况做出决定：

宝宝很平静，但是醒着。 先不要做其他动作，看看会发生什么。

宝宝在哭闹或嘟囔，但没有尖叫。 在你尝试新计划时，哭闹是正常的，再给他点时间，看看会有什么进展。

婴儿在尖叫，好像能把死人叫醒一样。 你可能认为你应该冲进去，也许你应该这么做，但在你这么做之前，我有一个小小的警告：有些婴儿可能会不停地尖叫，尖叫，再尖叫，然后"咔"的一下，睡着了！对于这些婴儿来说，尖叫声不是逐渐减小，而是瞬间就停止了，这意味着睡眠即将来临，就像按下了开关：尖叫完就睡觉。如果你的孩子就是这样的，他们可能还有 1 分钟就要睡觉了。

目前我们还没有一种方法可以确定你的孩子距入睡还有 1 分钟还是 1 小时，所以这个时候确定最佳的行动方案就需要一些猜测。也许你会再等几分钟，看看有什么进展；也许你认为这是一次失败的尝试，然后再次采取惯用的方式安抚宝宝入睡。你可以跟着感觉走。

如果你的实验今天没有让孩子睡着，没关系，等上一天甚至一周，然后再试一次。你的宝宝正在以惊人的速度发育，所以今天不起作用的方法在下周可能就会取得令人振奋的效果，所以不要放弃继续尝试。

"吵闹个够"只是给你的孩子一段短暂的时间，看看如果你给他们一些练习的空间，他们能做些什么。虽然这并不会对所有的婴儿都起作用，但一旦父母不再参与这一过程，很多婴儿会很快轻松入睡，是的，有时候我们的参与才是问题所在。

而且，与"哭个够"不同的是，"吵闹个够"有一个相对较短的时限。如果不起作用，那我们就结束实验，回头采取我们惯用的方式。

双向接收

最适用于：4 个月以下的婴儿，但所有年龄段的儿童都可以尝试使用

用任何对你来说最有效的方法让孩子完全入睡，再把他们放在床上，并稍微叫醒他们。让他们在床上再次进入深度睡眠。

你会本能地回避这样的建议：把辛苦哄睡的孩子再次叫醒。但这种方法有助于让你的宝宝认识到，他们实际上是在自己的床上睡着的，这样，当他们在深夜醒来，发现自己睡在床上时，就不会感到惊讶。

这里的关键是，在唤醒他们之前，要移除任何不可持续的睡眠联想。如果你的孩子是含着安抚奶嘴入睡的，在叫醒他之前要把安抚奶嘴拿开。如果他是在你怀里或喂奶时睡着的，那在叫醒他之前，一定要先把他放下或停止喂奶。

有时叫醒一个熟睡的婴儿就像制作无麸质面包一样难：理论上容易，实践则充满挑战。你可能需要解开他们的睡衣，挠挠他们的肚子，或者亲亲他们的脚趾头。

他们需要多清醒？人们经常会错误地以为"宝宝不够清醒"，因为他们害怕把事情搞砸了。当你的宝宝抱怨你的粗鲁行为时，你就知道他已经达到了"足够清醒"的程度，另一个表明他们当时"足够清醒"的信号是，他们夜间醒来的次数减少了。

这是一种很值得尝试的方式，但它并不能解决所有与睡眠联想相关的问题。记住，睡眠联想是由孩子入睡时或临近入睡时进行的活动组成的。在 20 分钟后唤醒，可能会消除孩子之前的睡眠联想，也可能不会。如果你已经连续几晚成功地对你的孩子实施了这种计划，但仍没有改善孩子的睡眠，那么这种计划就不管用，是时候换一种不同的方式了。

逐渐戒断

最适用于：2 ~ 6 个月大的婴儿

顾名思义，"逐渐戒断"就像婴儿学步一样，持续稳定地减少你帮助孩子入睡所做的事情。"逐渐戒断"有很多方法，但可以总结成一首俳句：

安抚渐少
泪同怨若一时起
不顾到底

"是的，但是我怎样才能让宝宝在没摇晃、吃奶、睡在我身上、含安抚奶嘴等情况下被放到床上时保持清醒呢？"人们都在寻找一个循序渐进的方式，因为他们很累，也害怕犯错误，而且"少做你正在做的事情"并不是特别有用。所以，让我们分析一下你的宝宝到底喜欢什么吧。一般来说，大多数婴儿可分为 3 类（见表 6.1），虽然你的宝宝可能不只属于其中一类。

表 6.1　宝宝的 3 类入睡方式

不同喜好的宝宝	喜爱运动	喜爱吮吸（奶瓶、奶头、安抚奶嘴）	喜爱抱抱（同床睡、吃奶）
入睡方式	抱着走路、摇晃、在瑜伽球上颠；在摇椅上、在车上、在婴儿背带里。	吃奶、喂食、吸吮安抚奶嘴。可能喜欢吮吸自己的手指。	必须被抱着。睡在你身上或你身边，睡在你的胸前，睡在你的大腿上，或者在你给他穿衣服的时候入睡。如果和你没有直接的身体接触就不会睡着。一般来说会更喜欢父母中的一方。
戒断难度 *	低 **	高	中

* 这是一个相对的比例。温和地让他们戒断都很难。

** 如果喜爱运动的婴儿很小，小到可以在摇椅上安全地睡觉，那么这是教他们自主入睡的有力工具，而且戒断是相当容易的，而如果你想把一个 6 个月大的婴儿颠睡着，那就更具挑战性了。

喜爱运动的宝宝如何逐渐戒断

最适用于：夜间停止喂奶后睡眠平稳的 3 ～ 4 个月大的婴儿，或学习自主入睡的 4 ～ 6 个月大的婴儿

如果你喜爱运动的宝宝还不到 4 个月大，那么翻回到第 5 章，其中讲述了如何让你的宝宝在摇椅上舒服地睡觉。**在摇椅里入睡是一种有效的过渡策略，有助于帮助宝宝从被颠着入睡或摇晃入睡，过渡到在婴儿床上安**

稳地入睡。这基本上需要 4 个步骤：

❶ 让宝宝在摇椅上睡觉，即使他们一开始就没有在摇椅上睡着过。

❷ 让宝宝在摇椅上睡着。

❸ 停止摇晃摇椅。

❹ 把宝宝放在婴儿床里睡觉。

如果摇椅不适合，你可以考虑另外两种方案。

方案 1：摆动婴儿床。 继续摇晃或颠你的小宝贝，直到他们昏昏欲睡或几乎睡着。然后把宝宝放进婴儿床，摆动婴儿床直到宝宝睡着。请注意："摆动"指的是"轻轻地晃动"。这不是一个剧烈的动作，只是简单地模仿孩子喜欢的摇摇晃晃的动作。

一开始你可能需要长时间摇动婴儿床，如果你的小宝宝 20 或 30 分钟后还在对着你尖叫，不要感到沮丧。对婴儿来说，这是新的感觉，在婴儿床里摇晃并不如和你一起颠瑜伽球那么有趣。同时，你可以说着平时哄宝宝睡觉的话，或者继续对他发出"嘘"声。如果可以，尽量避免目光接触，因为这会让婴儿过度兴奋。

在接下来的晚上，逐渐减少婴儿床的晃动。如果在第一晚你的宝宝用了 35 分钟才入睡，先试着在 30 分钟后停止摇晃，然后是 25 分钟、20 分钟，以此类推，直到不再需要摇晃为止。你这样做，孩子可能会哭闹或尖叫，没关系，重要的是，这个过程结束后，孩子已经在婴儿床上睡着了。

用这种方法，你还是在参与孩子的入睡活动，你还没有完全摆脱让孩子自主入睡面临的问题，因为你的孩子是在你的陪伴下入睡的，他们醒来后却发现你神秘失踪了，他们会因此感到不安。在理想情况下，三四个晚上之后，你只需把孩子放进婴儿床（不要晃动），就可以走出房门。这时，你应该会发现孩子在夜间醒来的频率大幅降低。

方案 2：轻拍过渡。照顾 6 个月或更大的婴儿很有挑战性，因为他们想把你所有的东西都放进嘴里，你的钥匙和手机上总是沾满了口水。他们还站起来，试图表达他们对你的"在婴儿床上睡觉"计划的不满。当你 8 个月大的宝宝站在婴儿床上时，晃动婴儿床并不能顺利让宝宝入睡。

如果这种情况发生在你身上，你可以在方案 1 的基础上进行改动，将你的手轻轻地放在孩子的背上或肚子上，这取决于他们是否能自己翻身，然后像敲鼓一样轻轻地拍。**这为宝宝提供了舒缓的三重效果，因为：**

❶ 你在场。

❷ 你在进行直接的身体接触。

❸ 轻拍有助于再现喜爱运动的宝宝所享受的运动感觉。

它还有一个额外的好处，你可以用这个方法哄你的宝宝躺在婴儿床上，还可以帮助宝宝学会在婴儿床上入睡。

和方案 1 一样，你可能要长时间站在那里拍你的宝宝。如果你个子不高，手伸进婴儿床里 1 个小时会让你的背部拉伤，这可能就不是最好的方案。但如果你能坚持下去，每晚逐渐减少至少 5 分钟的轻拍，最终，你就可以轻轻地把孩子放进婴儿床里，让他在没有身体接触的情况下入睡。

最初，宝宝仍然在你的陪伴下入睡，并且很可能会在晚上继续醒来，因为你还没有完全清除阻止宝宝"自主入睡"的障碍，他还是得在你的陪伴和轻拍下入睡。然而，你的目标是逐渐减少睡前轻拍的次数，这样你就可以在孩子睡着之前就离开房间，孩子夜间醒来的次数也会大大减少。

逐渐戒掉吮吸

最适用于：6 个月以上的婴儿

有些婴儿特别喜欢吮吸，他们会紧紧抓住安抚奶嘴、奶瓶或乳房。

方案 1：拔出法。让你的宝宝吮吸乳房、奶瓶或安抚奶嘴，直到他们平静下来，昏昏欲睡，然后把他们放在床上。如果他们相对平静，处于安静和轻微不安之间，就让他们单独待着。如果他们感到不安，就重新塞入奶头、奶瓶或安抚奶嘴，直到宝宝再次平静下来，昏昏欲睡，在他入睡前再把吮吸的东西拿出来，然后把宝宝放回床上。重复这个步骤，直到成功。

对于哺乳期的妈妈来说，拔出法可能具有挑战性，有时也很痛苦！如果你的宝宝正在抵抗这个过程，而且你的乳房由于拉扯而疼痛，那就停下。不值得为了这事让乳头损伤感染。

拔出法对于很多宝宝来说确实很管用，我也不想劝阻你使用这种方法。我想告诉你的是，当你这样做的时候，宝宝会经常对你感到很愤怒，这种愤怒并不是针对这种做法，而是面对变化时的正常反应。

许多父母发现，他们的宝宝不是在吮吸，就是在发怒，所以让宝宝在"拔出"的情况下保持安静，几乎是不可能的。你可能会忍不住承认失败，放任你的孩子吮吸着入睡。这会是一次错判，在宝宝睡着之前，把吮吸物移开是非常重要的。

如果你移开吮吸物 45 分钟，然后又放任宝宝一直吸吮直到完全睡着，那么你实际上浪费了那 45 分钟。所以应该先让宝宝吮吸，直到他平静下来，昏昏欲睡，再把吮吸物移除，并尽可能地重复这一步骤。

第一个晚上可能有些难，但随后的几个晚上应该会变得容易得多。最终，吸吮次数应该会大大地减少，如果情况理想，吮吸行为能从宝宝的睡前习惯中完全移除。这时，一天中最后一次喂奶的时间应该提前，最好是在孩子入睡前 15 ~ 20 分钟。以前的睡前习惯，如洗澡、穿睡衣、读书、吃奶、上床，也要进行改动，要让吸吮和睡觉这两件事之间有着明显的时间间隔，比如将顺序改为吃奶、洗澡、穿睡衣、读书、上床。

这是一个很关键但经常被跳过的步骤。是的，宝宝成功地学会了如何在不吮吸的情况下睡觉，真是太棒了。但是临睡前吸吮会毁了你所有的努力，因为你还在让宝宝持续着"吮吸＝睡觉"的睡眠联想。所以，千万别忘了要把吮吸从睡前活动的后半段中移除。

方案2：替代法。 让宝宝最后一次吮吸乳头、奶瓶或者安抚奶嘴的时间与入睡时间间隔20分钟。**使用以下任何一种你认为最适合你的宝宝的方法，帮助他在不吮吸的情况下入睡：**

> ☽ 给宝宝准备一个依恋物抱着或者咀嚼，如果你的孩子足够大的话。最好是闻起来有妈妈的味道，你可以把它塞在你的内衣里几天。
>
> ☽ 按摩宝宝的背部或肚子，或者像拍小鼓那样轻拍。
>
> ☽ 对着宝宝发出"嘘"声，或者小声对他说："宝宝，该睡觉了。"
>
> ☽ 搂抱。

这看起来像是横向操作，实际上这就是横向操作。你的孩子还是无法在没有你的情况下入睡，但是他们可以在没有吮吸的情况下入睡了。

"替代法"是一种从"吮吸＝睡眠联想"到"别的东西＝睡眠联想"的转变，而这个"别的东西"是可以更容易戒掉或可以逐渐戒掉的东西。有些人反对这个想法，因为他们想跳过睡眠障碍，直接到终点，这当然可以，如果你不喜欢障碍，可以跳到第 7 章第 2 部分。但是，任何逐渐实现自主入睡的方法都会遇到一两个障碍。

最常见的情况是，你的宝宝从喜爱吮吸变成喜爱抱抱了，喜欢吃奶入睡的宝宝实际上也喜爱抱抱，所以我们可能也要使用下一种睡眠辅助方法帮助宝宝戒掉抱抱。

逐渐戒掉搂抱

最适用于：4 个月及以上的婴儿

教你的宝宝在不接触你身体的情况下睡觉是很有挑战性的。父母的搂抱是安抚婴儿的黄金方法。你能给他们什么好处，让他们觉得这件事听起来是个好主意？

没有好处就是好处。

这种转变需要一点时间和耐心，却是可以做到的（见图 6.1）。

每当你的孩子在你身上或挨着你入睡时，你都是在告诉孩子，你的身体是他睡眠的一个重要组成部分。你需要让他知道，你的身体其实不是必不可少的。这种方法适用于整晚都需要同床睡，或在婴儿床上需要被抱着睡觉的孩子。

当父母作为依恋物

如果你的宝宝真的很喜爱父母中的一方，那你可能需要暂时把被喜爱的一方从睡前活动的场景中支开，因为妈妈是他们最喜爱的"依恋物"，但是婴儿会更容易接受不是他们最喜爱的"物品"发生改变。

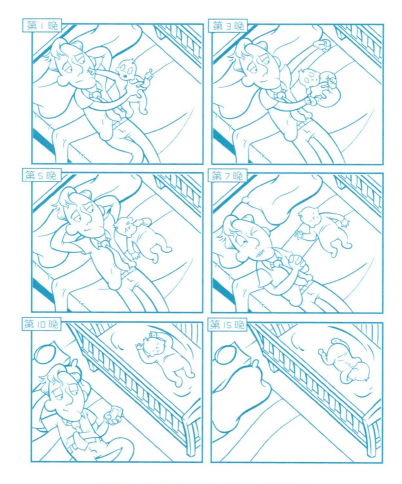

图 6.1　逐渐戒掉搂抱需要你付出耐心

步骤 1：如果有必要，教你的孩子先躺下再入睡。通常情况下，婴儿先是被背着入睡，然后要么在睡觉期间一直被背着，要么被偷偷地放回婴儿床上。因此这些婴儿有一个跟搂抱、运动和直立相关的睡眠联想。如果你的孩子是这种情况，那就先让他们习惯仰躺着不动的睡姿。

如果你的宝宝还不足 4 个月大，从裹襁褓开始可能会有所帮助。被抱着或被背着睡觉的婴儿，通常习惯并享受被包裹的感觉。

在宝宝正常的入睡时间或小睡时间，做你睡前习惯做的事。要明显地跳过"把宝宝背在身上"这个步骤，直接和宝宝一起躺下，如果你的宝宝喜欢贴近和依偎你，那也是可以的。帮助你的宝宝入睡，即使他们要和你近距离接触，拍拍他们的背，揉揉他们的肚子，轻声哼唱……这时我们的目的还不是让他自主入睡，而是可以让他静静地躺着睡觉。

如果你的孩子还不足 3 个月，将襁褓和摇椅结合使用通常会有帮助。如果这对你来说是一个可行的方法，那就跳过剩下的步骤，专注于使用摇椅让宝宝自主入睡。

步骤 2：当孩子睡着时，逐渐减少与他们的接触。每天晚上慢慢减少你在床上的活动，比如唱歌、说话、轻拍等，要么缩短时间，比如从 20 分钟缩短到 15 分钟，要么降低强度，从一只手轻拍宝宝屁股到轻轻地将手放在他的背上。

持续数天，直到在睡前活动之后，你只需要抱着他，不主动参与宝宝的入睡。然后，你要假装陷入了深度睡眠，如果你的宝宝开始偷偷地爬来爬去，可以用你的身体把他们围住，或者把一只手放在宝宝的背上或者肚子上。你要尽量保持闭眼的状态，睁眼会破坏你所营造出来的装睡假象。

步骤 3：孩子睡着的时候你要在场，但是你和孩子的身体之间要留有距离。从小距离开始，也许一开始只有几厘米，如果你还有一只手放在他的背或肚子上，也没关系。再次强调，假装睡觉是有用的。

关键是要在孩子睡着的时候这样做。父母抱着孩子睡觉，然后在孩子睡着后溜走，这不能真正解决孩子"搂抱 ＝ 睡眠联想"的问题。

步骤 4：继续增加距离，直到完全不接触为止。你就在附近，就在眼前，但孩子睡着的时候，你却没有参与或接触，没有把手放在孩子背上或肚子上，你只是一个安抚他的存在，仅此而已。

一旦你的孩子熟练地在不接触你的情况下入睡，你就可以决定接下来的进程。如果你选择同床睡，这可能是进程的最后一步，但是，如果让宝宝在婴儿床上睡是你的最终目标，还请你继续……

步骤 5：理想情况是把婴儿床放到孩子睡觉的床旁边或附近，或者在婴儿房里靠近婴儿床的地板上，为你自己放一个床垫或睡袋。

在睡前活动结束后，把你的孩子放到婴儿床上，假设你睡觉的地方在这附近。其他方法不变，如闭上眼睛，不参与宝宝入睡等。孩子可能会有一些轻微的抱怨，但这种特定的转变通常都不是很大的问题。

这里的关键是，你整晚都要在孩子面前睡觉。如果你的孩子是在距离你 2 英尺（1 英尺约为 30 厘米）远的婴儿床上睡着的，他们就需要你整晚都能在距离婴儿床 2 英尺的地方待着。不过，在婴儿房的地板上露营可能会有短暂的不适，但这是暂时的，因为一旦你的孩子能自然而然地在婴儿床上睡着，那就成功了。

步骤 6：在入睡时淡出。如果你在孩子房间的地板上睡，那就慢慢地向门口挪动，慢慢远离婴儿床。每晚都离婴儿床远 2 英尺，离门近 2 英尺。

几天后，你就可以搬出这个房间了。把还醒着的宝宝放到婴儿床上，然后走出婴儿房。

现在你的孩子能在自己的床上自主入睡了。任务完成！

以下是连续几个夜晚的情况。

① 宝宝习惯紧贴着你的身体睡觉，所以你要在你们之间留出一道 3 ~ 5 厘米的距离。孩子并不会在意这些，你每挪动一次他也会跟着动，所以你要用手轻轻地压着他，并保持着距离。他对此会不高兴，会向你表示不满，但哪怕现在的睡前活动需要 45 分钟，你也要坚持下去。你可能觉得你永远不会成功了，觉得晚饭都要凉了，为什么你还在

看这本"蠢"书？坚持到最后,会有效果的。只是你被困在这里时,
你的伴侣会边看你最爱的综艺边把包的饺子都吃完。这感觉太讨
厌了。

② 你把你们之间的距离扩大到了 15 厘米左右。宝宝会对此大发雷霆,
但如果你爱他,就一定要坚持下去。你轻轻地把手放在他的肚子上,
轻声地哼唱,20 分钟后他就睡着了。要明确地告诉你的伴侣,在你
回来之前不许看电视,你是认真的,不是在开玩笑,如果你被困在
哄孩子睡觉的炼狱里,他也应该感同身受。

③ 今晚你和宝宝之间有 30 厘米左右的距离,他只用了 8 分钟就睡着了。
而你仍然在那儿,手放在他的肚子上,轻声哼唱,他还会在夜间频
繁地醒来。起作用了吗？可能没有。你好像注定要失败了。

④ 今晚你和宝宝之间的距离有你手臂那么长。他睡觉的时候你的手还
放在他的肚子上,但是你唱歌或说话的时间只有 3 分钟,然后假装
睡觉。这很难,因为他在咬你的指关节,但你得坚持下去,展示你
影帝级别的睡觉表演。难以置信的是,有效果了。

⑤ 你确实在睡觉的时候在你们之间留了足够的距离,这很好,但现在
该把你的手从他身上移开了,这不会很顺利。他会一次又一次地爬
到你的身边,你一定要坚持把他放回到床的另一侧。但你还会继续
唱歌或说话,不出 5 分钟,他就睡着了。

❻ 你把宝宝放在床上，躺在旁边，唱几首歌，他就睡着了。你显然是一个伟大的"婴儿睡眠大王"，你不敢相信你还曾经怀疑过自己，你显然掌握了非凡的婴儿睡眠技能。有没有一个你可以报名参加的婴儿睡眠竞赛？也许你会成就一番新的事业！

❼ 感觉自己不一般了，你决定把宝宝放在床边的婴儿床上，你以前一直把这张床用作专门存放衣物的地方。现在你是"婴儿睡眠大王"了，你相信这会是一件轻而易举的事。但宝宝跟你想象的不一样，你又得跟以前一样，把手放在他的肚子上，给他唱歌才行。你用了30分钟才哄宝宝睡着，你的伴侣还把最后一块馅饼吃了。

❽ 在你上楼陪孩子期间，你的伴侣被严厉命令，既不能吃东西，也不能看任何有意思的节目，他应该为你烤一个馅饼来安抚你前一晚的辛苦。你对使用婴儿床的计划很投入，但宝贝不喜欢。令人惊讶的是，你的手放在他的肚子上，给他唱歌，只用了10分钟，他就睡着了。你现在有什么感觉？是否期待已久？这就是愿望即将成真的感觉吗？

❾ 你把孩子放在婴儿床上，唱5分钟歌，不碰孩子。他睡着了，这简直是个奇迹！你和你的伴侣应该用自制的馅饼来庆祝一下，你们当之无愧。

一次不成功也无妨，想放弃也是理所当然

有时候，事情的走向很糟糕，你会觉得你注定要失败。你下意识的反应是，不管你想让孩子逐渐戒掉什么，都会重蹈覆辙，因为"至少之前那个对我来说是有效的"。我们很容易陷入"虽然不是很好，但我们可以忍受"的困境中。朝一个新的方向前进需要真正的勇气，变化是可怕的。你的丈夫也很讨厌，他会吃掉你最后一个冰激凌，还把空盒子留在冰箱里。

和做实验一样，有些会成功，有些则不会。如果你已经确定了一个最适合你的睡眠辅助方法，那就坚持 5 ~ 7 天。这很关键，掌握一项新技能需要投入时间和精力，没有人会在第一次就击出本垒打，但这并不意味着你做不到本垒打，你要做的就是不停地挥棒。

以下这些迹象表明你走对了方向：

> ☽ 入睡时间是愉快的，是所有参与者都期待的。
>
> ☽ 你的孩子睡眠时间更长或中断更少。
>
> ☽ 你的孩子整夜睡在同一个地方。
>
> ☽ 你有足够的信心开始采取类似的小睡策略，或者你已经采取行动，
> 使孩子小睡的时间变长了，或者宝宝在小睡的时候更容易入睡了。
>
> ☽ 你目前正在执行或正在准备与孩子年龄相适应的夜间睡眠计划或
> 喂食计划。

然而，如果你已经持续地进行了一周的完整睡眠辅助方案，其中一些，甚至全部方法都不适合你，那么你可能得重新评估这个计划了。**你的计划可能因下面某个原因而失败。**

> ☽ 对你的宝宝来说，这不是正确的策略。毕竟所有的婴儿都不一样。
>
> ☽ 你没有坚持让宝宝养成习惯。你要一直朝一个方向前进，哪怕后退一小步也会使你的努力偏离轨道。
>
> ☽ 你停滞不前了。你最开始是计划在入睡时做出一些改变，但你因害怕退缩了，这很常见，不止你一个人会害怕。你没有继续沿着计划的道路前进，你只是做了一些很小的改变，然后就停止了。
>
> ☽ 全家去旅行了，孩子生病、睡眠倒退，或是孩子处于快速生长期。不管发生哪种情况，请重置时钟，从头开始。

如果 3 ~ 5 天过去了，你非常确信你的睡眠辅助计划彻底失败了，通常有两种可能性。

你做错了。 一般来说，问题要么是不够努力，要么是浅尝辄止。经过漫长的一天，你不想在睡前因宝宝的睡眠问题而绞尽脑汁，苦苦挣扎，因为你的情感能量已经耗尽了。因此，你没有坚持下去，而是回到旧的习惯。每个人都会这么做，所以我原谅你。但现在你知道了，不坚持是不会有成效的，即使这种坚持是麻烦的、可怕的，或是有压力的。

这不是适合你的方法。 你做得很好，但没有成功。点击暂停按钮，花上几天时间，重新考虑你的方法，也许你该制订一个新计划了。

毋庸置疑，但我还是要说，这样大家才能达成共识，这些事真的很难。人们会在孩子的哭闹中停止计划，因为坚持太难了，长时间地用同一种方式，你也没有了劲头。而且孩子不喜欢改变，也不会轻易入睡，再加上出牙、睡眠倒退、旅行、日托、生病等，感觉教宝宝睡觉这件事像是西西弗斯式的徒劳（Sisyphean task）①，想要放弃理所当然。

---

① 希腊神话中，西西弗斯受到惩罚，推一块永远都会滚落的巨石上山。

但是不要放弃，你能做到。

不管怎样，你都会做到。

你还是整晚都没睡？

一旦你的孩子在没有你直接辅助的情况下睡着了，你应该马上就能发现，孩子夜间醒来的次数至少减少了一半。**一些孩子在几天内就会从频繁的夜间醒来转变成整夜安睡，虽然有一些孩子还是会经常醒来，并且需要大量的辅助才能入睡。通常模式如下：**

1 宝宝自主入睡时，入睡相对顺利。

2 在夜晚开始时，有一段较长的睡眠时间，但随着夜晚的继续，情况开始变糟。

3 可能会有短暂的哭泣（10 ~ 20 分钟）。

4 你试图用各种方法哄宝宝入睡，但只有一种有效。

5 为了让宝宝在黎明前重新入睡，你需要越来越多的干预。

你做了在孩子入睡时该做的事，为什么还被困在这该死的睡眠炼狱里呢？可能是下面某一个琐碎的问题绊倒了你。

你一直在摇晃、搂抱、哺乳或喂宝宝，直到他差不多快睡着了。人们经常会问，"'足够清醒'指的是多清醒？"答案是，如果仍然出现上面模式的现象，说明孩子还不够清醒。

你在宝宝入睡时喂奶。如果宝宝睡前习惯的最后一步是吃奶，那你很可能会无意中加强了"吃"的睡眠联想。改变宝宝的睡前习惯，保证在最后一次吃奶和入睡之间有 20 分钟的间隔。

你把清醒着的宝宝放到婴儿床上时，他还含着安抚奶嘴。我不想扫大家的兴，但如果你的孩子挺大了，还含着安抚奶嘴睡觉，说明他还没有学会如何入睡。即使安抚奶嘴在宝宝睡着之前就掉出来了，在入睡时使用安抚奶嘴也会维持宝宝"吮吸"的睡眠联想。如果你喜爱安抚奶嘴的宝宝整晚都在要求你重新置入安抚奶嘴，或者宝宝含着安抚奶嘴愉快地入睡后，又凶猛地拒绝尝试温和的夜间戒断时，你就知道你又遇到问题了。

在宝宝睡着之前，你一直在附近徘徊。你的孩子因此形成了一种"你在身边"的睡眠联想，于是孩子在夜里醒来无法入睡，因为你不在身边。你在附近徘徊是孩子迈向自主入睡的重要过渡阶段，注意，重点是"过渡"。最后你必须在他们睡着之前离开房间。

关闭可定时设备。一般来说，如果可定时设备上有计时器，比如手机、音乐播放器、星空投射仪，你不会想让它开着。除非它是一台咖啡机，能在早上 6 点自动煮出一壶美味的咖啡，那才真是棒。

睡眠辅助计划带来史无前例的失败时

如果你的孩子还小（2 ~ 4 个月大），你可以按下"自主入睡"上的"暂停"按钮。休息一两周，然后再试试你的睡眠辅助计划，或者换一种睡眠辅助方法。掌握自主入睡的技巧至关重要，但不一定非得在今天就掌握。如果你的孩子已经 6 个月大或更大了，这可能只是因为睡眠辅助方法不再适合你的孩子。没关系，你可以考虑使用其他方法。

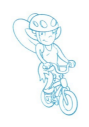

第7章 自主入睡学习计划：
6个月及以上宝宝睡眠引导

前一章主要讨论了培养孩子自主入睡的渐进策略，统称为睡眠辅助计划。睡眠辅助计划通常非常有效，我建议你先从这项策略开始阅读。但睡眠辅助计划并不适用于所有人，**如果你遇到下列情况，那么睡眠辅助计划可能不适合你：**

> ☾ 婴儿的睡眠太糟糕，以至于"持续几周逐渐减少"的计划不可行。
>
> ☾ 你的身体被"掏空"，而实行睡眠辅助计划需要大量的精力。
>
> ☾ 你尝试了一种或多种睡眠辅助方法，但均未成功。

另一个选择是在没有父母的帮助下进行睡眠训练。

这个很多人都知道，比如"哭个够"，本质上就是把你的孩子放在一个安全的睡眠空间，通常是婴儿床，然后让他们自己想办法入睡。

可以想象，有的宝宝会因此哭泣，改变不是那么简单的，而眼泪意味着尝试一些新事情需要付出努力与挣扎。

在许多父母的印象中，睡眠虽然很重要，但没有重要到非要让孩子感受到不安或沮丧，只要能让孩子以不抱怨的方式入睡，任何方法都是很棒的，不哭不闹的睡眠胜过其他需要考虑的因素：家庭健康、孩子充足的睡眠、母亲的幸福……

但现实是，许多孩子在入睡前都要哭一会儿，即使父母采取的是"不哭"策略。其中许多策略，甚至本书中提到的睡眠辅助策略，也涉及父母在场或回到孩子身边时，孩子会有一定程度上的哭闹。因此，虽然"哭个够"和"不哭"无处不在，但它们既不准确，也没有帮助。

问题不在于"我们是否愿意在这个过程中让孩子哭泣？"，而在于"基于我们的睡眠状况、孩子的性格，以及我们从以前的尝试中学到的东西，哪种策略对孩子来说最有效？"。

一种策略最终会起作用，取决于以下情况：

> ☽ 我们作为父母有很大的可能性去实施它。
>
> ☽ 基于年龄、性格等因素，它很适合我们的孩子。
>
> ☽ 它会在合理的时间范围内带来显著的积极变化。

理想情况下，我们要根据睡眠策略的有效程度来进行评估。实行这些策略可能会导致孩子多哭或少哭，可能需要几周或几天。这些策略没有对错之分，重要的是它对你孩子的睡眠状况是否有效。

孩子睡觉时的安全感从何而来？

可惜的是，只把"哭"和"不哭"当作标准带来了大量错误信息和困惑，以及家长会对采用所谓的"哭个够"睡眠训练方法感到羞愧。此外，关于这一方法还有许多根深蒂固的传言。

✖ 人们使用这种方法进行睡眠训练，是因为他们懒惰、无知或自私。

◯ **人们使用这种方法是因为，尽管他们努力用其他的方法来帮助孩子学会入睡，但那些方法并不奏效。还因为他们深思熟虑过，知道睡眠对人类来说有多重要，所以他们做出了理性的选择，停止做无用功。**

✖ 这种方法会破坏你和孩子之间的爱和信任。

◯ **睡眠训练只在几天内进行几个小时，这与你和孩子以后在一起的时间相比，根本算不了什么。"反睡眠训练"组织在这一主题上的研究，倾向于引用处于真正悲惨的环境中被虐待和被忽视的儿童的案例，这与此处要讨论的情况相差甚远。**

✖ 这种方法会伤害你的孩子。

◯ **没有证据表明孩子几晚的哭泣会对他造成任何形式上的伤害。** 在不久的将来，某天你带孩子去沙坑玩，当你们该离开沙坑的时候，你的孩子会哭上 30 分钟，而你不会停下来思考你是否伤害到孩子了，你也不应该这样想。然而有充分的证据表明，长期睡眠不足会给家庭的所有成员都带来不良后果，包括你的孩子。但你也不必太过担心，因为你的孩子不会长期失眠的。

✖ 这是你必须定期重新做的事情。

◯ **这不是"哭个够"所特有的，而是养育孩子过程中的一部分。** 面对生病、旅行、新家庭成员的到来，他们都会如此，未来还会有难以入睡的日子，但这与你如何教孩子入睡无关。

✖ 睡眠训练是一辈子的事。

◯ **事实上，如果处理得当，只需在相对短暂的时间段使用该方法。有些**

父母会说"我们使用'哭个够'方法已经好几个月了",而他们真正想表达的是"我们让孩子在上床的时候保持清醒已经好几个月了",或"孩子在入睡时会抱怨儿分钟"。这就造成了一种需要一直使用"哭个够"方法才有效的印象。

✖ 你不需要训练你的孩子睡觉,当他们准备好时就会知道该怎么做。

⭘ **但是你愿意忍受多少年的不眠之夜和睡前斗争呢?无论是好的还是不好的睡眠联想,都难以置信地影响深远。**只要经过足够长的时间,你的孩子终将学会在没有你陪伴的情况下入睡。历史上从来没有一个上大学的孩子还需要妈妈哄着入睡。孩子们很快就会长大,穿不上原来的睡衣。他们可不仅是在不可持续的睡眠联想中成长的。

✖ 这种方法是不必要的,因为很多渐进的睡眠训练方法同样有效。

⭘ **一些更循序渐进的方法对部分婴儿很有效,但并不适用于所有的婴儿。**

✖ 采用"不哭"睡眠训练方法能让孩子不哭泣。

⭘ **婴儿对"不哭"睡眠训练的反应可能是从哭闹到尖叫,很少有婴儿会完全不哭。**有时,对于一些幸运的父母来说,"不哭"睡眠训练方法真的有效,但这种情况很罕见。

✖ 你不能一边做睡眠训练,一边采取"依恋育儿法"。

⭘ **依恋育儿法和睡眠训练并不是对立的观念。睡眠是人类的基本需求,是一个在满足孩子时,能让孩子茁壮成长的需求;是一个在满足父母的同时,能让孩子在情感上得到父母及时回应的需求。**
"依恋育儿法"（attachment-parenting,以下简称 AP）已经让许多家庭处于一种窘境。不知道从什么时候开始,"依恋育儿法"成了同床睡、母乳喂养、用背带背婴儿、婴儿自己选择断奶时间、只使用当地有机农产品及其他生活方式选择的代名词。一旦与这些行为偏离，就意味着你不是选择"依恋育儿"的家长。

这太荒谬了。我们都是亲近孩子的父母。我们都深深地爱着我们的孩子，如同孩子爱我们一样。当父母能够适应并满足孩子的需要时，就产生了"安全型依恋"（secure attachment）[1]。

你也可以在用配方奶或挤出母乳喂孩子、让你的孩子睡在婴儿床上等情景下，感知孩子的需求及情绪变化，所有这些都是合理的养育和生活方式。亲子之间的纽带是在你能够及时对孩子的需求作出情感上始终如一的回应时建立起来的，而不是专注于如何回应。

如果你决定采用睡眠训练，就说明你已得出了一个合理的结论：这是满足孩子睡眠需求的最好方法。而拥有一个休息状态良好的孩子，将进一步使你一整天都有更充足的情感储备来回应孩子。

✖ 这是治疗婴儿睡眠问题的万能药。

⭕ **它有一个非常具体的用途：打破无法持续的睡眠联想，建立独自入睡机制。**可惜，这并不是"哭个够"方法，不是"婴儿睡眠瑞士军刀"，不是万能的。有很多睡眠问题，比如夜间断奶、过早醒、小睡很糟糕等，是无法通过睡眠训练轻易解决的。

不幸的是，"哭个够"的负面传言过于普遍，以至于很难将其全部揭示出来。因此，我联系了瑞德博士，分享了她据临床经验得出的对亲子依恋和睡眠训练的观点。

---

[1] 心理学术语，这种类型的婴儿会更有安全感。

丽贝卡·瑞德（Rebecca Ruid）博士是佛蒙特大学医学中心执业 10 年的注册临床儿童心理学家。她还通过当地一家儿科诊所的社区卫生团队提供育儿服务。瑞德博士专门研究如何与父母一起解决孩子行为方面的问题，包括睡眠，以及与儿童和青少年一起面对他们关于内在情绪和外部表达的问题。她和丈夫及两个小儿子住在佛蒙特州的威利斯顿。

依恋与睡眠训练

在我很小的时候，父母给了我和我的姐妹们一份装裱好的声明。上面写着："父母也许会努力让你的世界更美好，但他们真正能带给你的只有生命和爱，剩下的你必须靠自己去争取。"也许正是因为这种成长环境，我才成为现在这样的临床医生和母亲。

尽管有些人可能会将对宝宝的"爱"理解为同床睡或其他以依恋为基础的育儿方式，但我不这么认为。对我来说，并没有一个具体的行为准则来表明我们对孩子的爱。

我既不赞成也不反对把"依恋育儿"当成一个普遍的概念。对于有创伤史的儿童来说，这是一种行之有效又适当的育儿方法，我在与这些家庭沟通时会推荐这种做法。

然而，我认为很多人采用"依恋育儿法"是因为它能在当时减少孩子的痛苦，这是在当前父母育儿方式中，一个比较流行的概念。而在这种情况下，我很难看出如何在实践中准确地应用依恋理论，或如何使用这种方法才能最终让没有受到过精神创伤的儿童受益。

我不认为依恋理论家会争辩说，我们不应该让我们的孩子经历痛苦，或者说列出非常具体的做法清单才能产生健康的依恋关系。我觉得，像约翰·鲍尔比（John Bowlby）这样的理论家可能会争辩说，除非有不良经历干扰依恋关系（父母或孩子），否则依恋关系会随着时间的推移自然加深加强。对我来说，在不同的家庭里，依恋关系产生的效果是不一样的。

我非常赞同鼓励孩子们认识到，只有他们自己才能够控制自己的思想和情绪。调节情绪状态的能力与孩子自主入睡的能力密切相关。我们鼓励让孩子获得这种认知，然后为他们提供实践的空间。父母不能管理孩子的情绪，这是一件只有孩子自己才能做到的事。

我坚信，一个情绪健康的人应该可以感受多种情绪，随着时间的推移，有时甚至是同时感受多种情绪！认识到这些情绪是正常的、健康的，我们要能够应对所有这些情绪。要学习如何做到这一点，我们需要有练习的空间，即我们需要感受悲伤和失望，就像我们需要感受快乐和喜悦、愤怒和爱那样。我们需要学会在缺乏处理这些情绪的能力且因此搞砸一切后，从中吸取教训。当我们学会独立处理这些情绪后，我们要感到自豪，并认识到我们拥有这种能力。

如果父母从不让他们的孩子经历痛苦，孩子就永远不会知道他们可以经历痛苦，并最终靠自己解决它，不管他们是做了什么让痛苦得以发生，还是痛苦自然地发生了。情绪来了又走，如同过眼云烟。不幸的是，无论好的情绪还是坏的情绪都是如此。因此我认为，教会孩子自我安抚来学会自主入睡，是我们首先可以教给他们的方法之一，也是我们可以给予他们的最好礼物。

有充分的证据表明，实行睡眠训练或"哭个够"方法不会给孩子留下创伤或引起依恋问题。

许多因素会抑制或促成健康的依恋：一方面是在早期生活中受到虐待、忽视和失去了主要的依恋对象，另一方面是支持、爱和稳定性。不在孩子每次经历痛苦时都做出回应，并不会破坏我们之间的感情。

如果能充满信心并处理得当，这样做还会产生非同寻常的效果。

它传递出的讯息是，你是安全的、没问题的，我已经为此准备好了，你可以相信我会确保你的幸福，当父母在必要时做出回应，讯息的力量是加强的。它也可以传递出这样的讯息，我们都是独立的实体，我们之间可能是有联系的，但你不是每天 24 小时都"需要"我。就这样开始划清重要的界限。

它还可以传递这样的讯息：我相信你有能力成功完成这项任务。在一个具体的层面上，它传递的讯息是，晚上是睡觉的时间，这是你个人的独立行为，且一天中有很多其他的时间可以用来社交。

还有一条讯息：睡眠很重要！

父母是养成新睡眠习惯的榜样

为了更加具体和明确地表达，我将这个策略称为"自主入睡学习计划"（Sleep Learning Independence Plan）。它名副其实，因为这就是一个独立于父母参与之外的睡眠学习计划，父母的参与不再有助于甚至可能会阻碍孩子培养健康睡眠习惯的能力。

"自主入睡学习计划"是一种考虑周到谨慎的育儿策略，适用于让较大的、通常会有不同程度哭闹的婴儿培养自主入睡习惯，适合那些使用了睡眠辅助策略但没成功的家庭，或是那些由于重度睡眠不足而导致采取睡眠辅助策略会使身体或精神出现更严重问题的家庭。

　　"自主入睡学习计划"适合你家吗？这里有自查清单，列出了 10 个条件，帮助你和你的伴侣得出结论。**如果你对大多数条件的回答是"符合"，那么自主入睡学习计划可能就是适合你的。**

① **宝宝有 6 个月大或更大。**对年幼的婴儿来说，你还有很多安抚睡眠工具，你应该尽情地使用它们。而自主入睡学习计划针对的群体，一般来说，宝宝越大越管用。但是请注意，这并不是一个硬性规定。

② **宝宝长期睡眠不足。**如果宝宝的睡眠时长明显短于正常睡眠时长，或是在晚上过于频繁地醒来，那么他们很可能睡眠不足。

③ **根本问题是缺乏自主入睡习惯。**自主入睡学习计划是一种帮助孩子培养自主入睡习惯的方法，有时还适用于解决夜间断奶或过早醒来的问题，但主要是针对与孩子无法自主入睡相关的问题。

④ **你已经试过其他所有办法，但都没用。**自主入睡学习计划通常是最后的选项。你已经尽你所能尝试过了，用过一种或多种睡眠辅助方法，但孩子还是无法入睡。

⑤ **宝宝没有任何并发症。**感冒、发烧和胃食管反流会使孩子自主入睡问题恶化。

⑥ **宝宝待在安全的地方。**理想情况是在婴儿床上，不过与父母同床睡时也可以实行自主入睡学习计划。

⑦ **父母观点一致。**现在不是争吵的时候，也不是利用对方内疚心理的时候。如果你和你的伴侣在如何进行睡眠训练的问题上存在巨大的分歧，说明你们还没有做好实施计划的准备。

⑧ **你能够一直按照时间表行事。**睡眠训练不是一个周末就可以完成的。找几周你能在白天和晚上都按照时间表，在固定睡眠地点行事的时候，再来进行持续的睡眠训练。

⑨ **你要有一个夜视监视器。**这不是必要的，但是会很有帮助。这些昂贵的器材能回答你一个基本的问题："宝宝睡着了吗？"

⑩ **你有足够的毅力。**犹达（Yoda）①说过："要么去做，要么放手，没有尝试一说。"

第10点是清单上最重要的一项。现在是时候去一个安静的地方和自己坦诚交谈了。

对话可能是这样的：

"嘿，我自己，最近怎么样？"

"说真话吗？我好多了。你呢？"

---

① 电影《星球大战》中的人物。

"老实说，挺疲惫的。"

"噢，是吗？"

"那，我们要这样做吗？要动真格的？"

"我不知道。你觉得怎么样？"

"我想我们可以试试……"

"比如，入睡时把心爱的宝贝独自放在床上，看看情况怎么样？"

"嗯，听起来不错。"

不，不是这样的。根本就没有"尝试"一说，压根儿没有"让我们看看情况怎么样"的说法。要么去做，要么放手。

你需要独自一人安静地走一走，认真倾听自己内心的声音。如果你或你的伴侣会在 20 分钟后冲进来"营救"哭泣的孩子，那就说明你还没有准备好。这完全正常，事实上，你就正好明白了你的准备还不足，这个策略不适合你，或者至少现在不适合。

相反，如果你知道你的孩子不需要"营救"，而且相信他们有能力弄清楚应该如何做，那么你就准备行动吧，自主入睡学习计划适合你。你和你的伴侣要全身心投入，要达到决定去"做个永久文身"级别的觉悟。

在夜晚来临前该如何入睡至关重要

就像睡眠辅助计划一样，自主入睡学习计划最好是在入睡时开始实行，因为此时人在生理上会产生强大的睡眠驱动力。要让孩子在入睡时不知不觉地入睡。在入睡时间帮助你的孩子入睡，然后希望晚些时候用自主入睡学习计划补救，这是不恰当的，你的孩子如何在夜晚来临前入睡是至关重要的影响因素。

当你准备实行自主入睡学习计划时……

用任何必要的方法让孩子小睡。你要让孩子在入睡前得到充分的休息，因为疲惫的孩子睡眠质量不高。在接下来的几天里，做你需要做的事情，小睡自然就会发生了。目前，你无须关心小睡时是否自主入睡，只需要确保孩子在该小睡的时候小睡。

避免打瞌睡。打瞌睡会影响孩子的小睡质量。不要在孩子小睡时开车去杂货店：在车上的 5 分钟瞌睡与第 1 步背道而驰。此外，当小睡时间表不稳定时，不要采取自主入睡学习计划。

保持放松的、始终如一的睡前习惯，但不要采用最后的"安抚睡眠"这一步骤。不管你想要让孩子戒掉的是摇晃、搂抱、吃奶还是进食，这些都应该从这个过程中去掉。如果你想要消除的睡眠联想涉及食物，如用奶瓶喂奶或哺乳，那么应该在孩子入睡 20 分钟前做这件事。因此，"洗澡，读故事，哺乳，睡觉"的习惯现在应该改为"哺乳，洗澡，读故事，睡觉"。如果你曾经摇晃或颠着孩子入睡，但没有抱着入睡，那就把这种活动从睡前习惯中去掉，但在读故事时安静地抱着孩子是可以的。

如果孩子在使用襁褓，只要你能确保孩子不能或不会自己翻身，那就继续使用。如果你的孩子已经大到能自己翻身了，那么在睡眠训练中就不要使用襁褓了。

如果你的孩子一直在使用安抚奶嘴，那现在就该停止了。虽然有些孩子会含着安抚奶嘴入睡，然后开开心心地睡上一整夜，但最终安抚奶嘴往往会导致睡眠联想问题。

确保宝宝睡眠的地方绝对安全。婴儿床上是否悬挂着宝宝够得着的绳索之类的东西？有未加防护的插座吗？宝宝会爬出来或者掉下来吗？婴儿床周围不应有任何可能发生危险的存在，比如不应有毛绒玩偶、毯子、保险杠或枕头等。

除了你的宝宝，唯一允许出现在周围的是宝宝的依恋物，当然这是在宝宝大到可以安全使用依恋物的情况下。如果你的孩子大到可以睡在儿童床上，你就需要像个强迫症患者一样查看整个房间，要判断家具是否存在翻倒的危险？有没有玩具会碎成尖锐的碎片？孩子有没有窒息的危险？

如果你们是同床睡，并打算继续下去，就需要有一个大人始终与孩子睡在一起。没有父母的直接监督，成人床对孩子来说就不安全。

一定要让孩子在合适的入睡时间入睡。这个时间应该是你的孩子过去一直在遵循的入睡时间。这里的关键点是"入睡"，如果你每天晚上都让孩子在瑜伽球上颠 60 分钟，那他的入睡时间就不是你开始颠的时候，而是他在你怀里软绵绵地睡着的时候。

使用你一贯的睡前絮语。宝宝接受语言的能力远远早于他们表达语言的能力：在他们能自己说话之前，他们早就已经明白你在说什么了。把同样的睡前语加到每晚的睡前习惯中。例如"你该睡觉了，小宝贝。爸爸妈妈爱你哟。我们就在隔壁，明天早上我们就会过来看你，抱你，亲你，但现在我们要离开了，这样你才能得到足够的睡眠，让身体变得强壮、健康。我爱你，小家伙！"过程中要坚定信心，充满爱意，始终如一。

把孩子放在床上，然后离开房间。有一些策略会建议，在宝宝房间里露营是更好的选择，因为你充满爱的陪伴可以提供有效的安抚。但以我的经验来看，待在房间里会产生相反的效果，让宝宝更难过："你为什么不来抱我？！喂？！我看见你就坐在那里！"这样做也有潜在的意外后果，它会创造出一个新的客体永久性问题，当他们晚上醒来时，会期望看到你坐在那里。基于这些原因，我建议你放下孩子就离开。

判断出哪位家长更容易在听到孩子哭声时变得情绪化。很多父母觉得他们需要坐在走廊里，蜷缩成一团，和孩子一起流泪，以此作为对他们没能教会孩子自主入睡的某种惩罚。在走廊里哭只会让你更痛苦。更糟的是，它还会给负罪感制造一个机会，扰乱你的思维，"这真是太糟了！也许我可以最后一次哄他睡觉？"此时让步不会解决任何问题，只会让你在以后哭得更多。让你的伴侣去处理这种情况，然后走出家门。

给孩子足够的空间，让他们想办法在没有你的情况下入睡。孩子可能会生气、悲伤、愤怒，或是几种情绪一起爆发。孩子安全吗？喂饱了吗？得到关爱了吗？如果这些都做到了，那你已经完成了你的工作。孩子正在做新的任务，从他的角度来看，这令人沮丧，他感到沮丧是正常的。

别放弃！要相信，没有你的陪伴，你的孩子也完全有能力自己想办法入睡。孩子可能并不想自己入睡，可能也不容易做到，但孩子绝对有能力做到。现在进去会破坏改善睡眠习惯的成果，下一次肯定会更糟，我向你保证，会有下一次。相信你的宝宝，你能做到的，他们也能做到！

自主入睡学习计划和同床睡。家长可以选择使用自主入睡学习计划来终止入睡时的哺乳入睡，最终目的是终止孩子对夜间哺乳不断的索求，但如果希望继续同床睡，就意味着孩子要在没有哺乳的情况下在大人床上入睡。然而，将能翻身的婴儿独自留在大人床上是不安全的，婴儿总是会从大人床上滚下来。

当婴儿按照自主入睡学习计划入睡时，大人必须一直在场。一般来说，由"非哺乳"家长来传达"终止哺乳"的讯息，最容易被孩子接受。不论是谁留在孩子身边，都有责任看住孩子，让孩子一直待在床上。这并不总是那么容易，特别是当孩子到了可以爬或走的年龄时，所以一定要做好准备。

去查看还是要忍住？

实行自主入睡学习计划是基于这样一个原则：你的孩子需要学会在没有不可持续睡眠联想的情况下入睡。通常来说，你是睡眠联想的提供者，如摇晃、哺乳、喂食、搂抱、重新置入安抚奶嘴等。如果你在孩子睡着之前回到他们身边，他们会希望你提供他们过去一直习惯的睡眠联想。

当你不能提供这些睡眠联想时，你的孩子就会抓狂。他们会因为你就在边上，却不做他们想让你做的事而感到愤怒。这不是因为他们没有你就无法睡觉，而是因为他们习惯了用老方法睡觉。但你要坚持下去，因为你已经下定决心不再回到老路上。

对大多数孩子来说，你去查看他的状况会让事情变得更加困难。因此，我建议你用一种"彻底消失法"：在孩子完全清醒的时候，把他放到一个安全舒适的地方，直到孩子睡着你再回来。

与这个计划相反，费伯博士首先提出了一个现在众所周知并广受欢迎的循序渐进法：你可以反复回来做简短的"查看"，但要将间隔时间逐渐延长（3 分钟、5 分钟、10 分钟，等等）。使用这种循序渐进法，你的孩子可能会在每次查看时大声哭泣。但不管怎样，你要都提醒他们该睡觉了，然后离开房间。

有充分的证据表明，彻底消失法和循序渐进法在改善睡眠习惯方面都极为有效。但是，没有证据表明，哪种方法比另一种更有效。我的经验是，绝大多数父母都倾向于使用循序渐进法：他们觉得定时查看会更有爱，他们担心孩子会产生被遗弃的感觉。没有证据表明，如果你没有每隔 5 分钟就来一次，孩子们就会感到被遗忘，但如果你觉得"查看"是对的，我完全支持你的选择。

而我要告诉大家的是，根据我与众多匿名家庭获得的经验，彻底消失法的效果会更好：

产生效果更快。回去查看哭闹的宝宝可能会产生加强哭闹的意外后果。心理学专业的学生可能对"操作条件反射的间歇性强化"这个术语很熟悉。其基本理念是，如果你间歇地强化消极行为，比如每隔 5 分钟、7 分钟、10 分钟，安抚哭泣的孩子，这种行为就会比你根本不回房间持续更长的时间。我在和一系列家庭的合作中观察到，采取彻底消失法，孩子总体的哭泣会减少，哭泣停止得更快。

孩子会减少哭泣。有些，甚至大多数婴儿看到你时都会兴奋起来。如果用 10 分制来衡量，如果一个婴儿哭泣程度为 7 分，当妈妈走进门时，这个婴儿的哭泣通常会跨越到 11 分，妈妈本着善意的出现却导致结果与减少哭泣的目的背道而驰。

如果你在这两种方法之间有点纠结，你可以从循序渐进法（查看）开始实行自主入睡学习计划，然后根据孩子的反应，转换到彻底消失法（不查看）。但是，从彻底消失法转为循序渐进法是不可取的。如果你决定从彻底消失法开始，那你就要坚持使用这种方法。

5 分钟计划

如果你觉得必须去短暂地查看下你的孩子，我建议你采取以下方法。在采取自主入睡学习计划时，查看孩子的状况是没有"理想"时间表的，但有一些关键的因素可以帮助你制订一个优良的循序渐进计划：

> 🌙 计划简单明了。
>
> 🌙 每次时间间隔都要比上一次间隔长。
>
> 🌙 间隔时间要足够长，长到可以让你的孩子有机会安静下来入睡。

如果你实在睡眠不足，无法制订自己的计划，建议你使用 5 分钟计划（见表 7.1）。每次查看都不要超过 2 分钟。你不要抱起你的孩子，但可以不断重复你在入睡时说过的安抚的话，这很关键！但你必须在他们仍然清醒的时候就离开，再继续按计划进行，延长探视的间隔时间，直到孩子入睡。

表 7.1　5 分钟计划

	第 1 次查看	第 2 次查看	第 3 次查看	第 n 次查看（+5）
第 1 晚	入睡 5 分钟后	与第 1 次间隔 10 分钟	与第 2 次间隔 15 分钟	20 分钟、25 分钟、30 分钟……
第 2 晚	入睡 10 分钟后	与第 1 次间隔 15 分钟	与第 2 次间隔 20 分钟	25 分钟、30 分钟、35 分钟……
第 3 晚	入睡 15 分钟后	与第 1 次间隔 20 分钟	与第 2 次间隔 25 分钟	30 分钟、35 分钟、40 分钟……
第 4 晚	入睡 20 分钟后	与第 1 次间隔 25 分钟	与第 2 次间隔 30 分钟	35 分钟、40 分钟、45 分钟……
第 5 晚	入睡 25 分钟后	与第 1 次间隔 30 分钟	与第 2 次间隔 35 分钟	40 分钟、45 分钟、50 分钟……

自主入睡学习计划进行期间会发生什么?

父母们都有一个关于自主入睡学习计划的问题："宝宝会哭多久?"

我对婴儿需要多长时间才能入睡的预测能力非常差。在这个免责声明下，如果你遵循这里列出的计划，通常会发生以下情况：

🌙 第 1 晚：入睡时哭 45 分钟 ~ 1.5 小时

🌙 第 2 晚：入睡时哭 20 ~ 45 分钟

🌙 第 3 晚：入睡时抱怨 0 ~ 25 分钟

尽管极为罕见，但有些婴儿会持续抱怨几个小时。然而，大多数婴儿只会挣扎 1 个小时左右，然后就想办法入睡了（见图 7.1）。

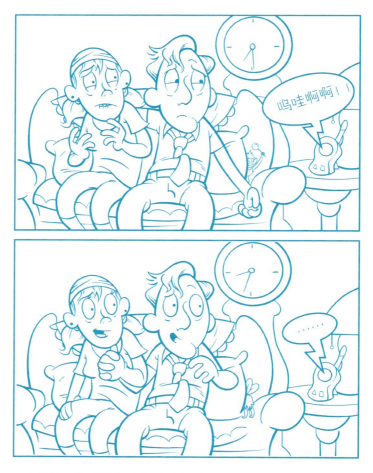

图 7.1　要对孩子自主入睡有信心，度过 1 小时就算成功

记录下你的孩子每晚入睡需要多长时间，要关注几天内的趋势，第 3 晚的情况要比第 1 晚好得多。[若出现"消退性爆发"（extinction bursts），可能是例外情况，更多相关信息请见下文。] 这种改善通常非常显著。

与你的恐惧共处

老实说，这是件很可怕的事情！这是一件充满未知的包裹，包裹里装着内疚和审判，上面还有一个大大的由"失败感"系成的蝴蝶结。下面都是父母们对我说过的，关于自主入睡学习计划的话：

"至少我知道我的孩子 20 年后会和他的心理治疗师抱怨什么！"

"我满脑子想的都是睡眠问题，以至于担忧、困惑、压力、不确定性开始渗透我生活的方方面面。这可不太好。"

"永远不能告诉朋友们我们在训练孩子自主入睡，不然我们就得搬家了。"

"我怕她不会再相信我了。"

"这糟透了。"

有时，你会觉得父母是唯一允许别人批评的"职业"，不管批评者的资历如何，或根本就缺乏资历。因为养育孩子是我们非常关心的事情，任何评论、帖子、他人的侧目或善意的建议都像是对你灵魂的一记重击。我们宁愿让别人质疑我们的事业、我们的家务能力、我们的个人形象，而不是给我们做父母的能力蒙上阴影。

疲惫不堪时最脆弱，当我们脆弱之时，我们更害怕的是来自他人的评判而不是身体上的痛苦。更糟的是，我们会自我评判。恐惧之魔注意到你了，它们开始围绕你游来荡去，在房间里像抛撒五彩纸屑一样散布着谎言。

那些恐惧之魔很狡猾，它们会在我们处在低谷期时找上门来。人们很容易被它们的悄声低语所俘获。但是你要知道，它们说的全是假的。

你是孩子最好的父母，你已经比足够好还好了。

采用自主入睡学习计划并不是失败的征兆，只是让你认识到你的家庭现状，以及你需要做什么来让事情变得更好。最简单的选择就是继续做你正在做的事情。绝大多数人会继续沿着这条路蹒跚前行，希望经过足够长的时间之后，事情会自然变好，但他们忽略了这一选择带来的显著的、可衡量的后果。你不是一个失败者。你已经足够聪明地意识到现在做的事情并不适合你的家庭，且这种改变对你们所有人都是必要的、有益的。

作为父母，我们也有一种强烈的，感觉"抛弃了孩子"的焦虑。我们竟然把孩子留在了婴儿床里！婴儿床啊！我们的恐惧是如此之深，你会认为"婴儿床"是一个布满蝙蝠粪便、参差起伏的洞穴。不，不是这样的，婴儿床是一个安全的睡眠空间，一件你精心挑选、组装的家具，它被放在一个舒适的房间里，这是你花了几个月的时间为孩子打造的理想的睡房。

是的，你的孩子得想办法在没有你的帮助时学会入睡。这是他们必须掌握的众多技能之一，当然这不是最后一项会带来眼泪的技能。你会相信你的孩子无法掌握一项地球上所有人都已掌握的技能吗？当然不会了！

扪心自问，"我的孩子挨饿了？受苦了？生活环境不安全？没有人爱？"如果这些情况都没有，那你就满足了孩子的需要。作为父母，我们的责任不是满足孩子的每一个愿望，也不是防止他们产生悲伤或愤怒的情绪。在这方面不提供帮助不是在做一个坏家长，而是做一个尽责的家长。

如果你是我的朋友，我会带你出去喝咖啡，吃甜点，然后告诉你：

你不是一个坏家长，也不是一个失败者。有些孩子睡觉很困难，不管你做什么或不做什么，他们都需要自己解决。也许这并不是你所计划的，但是养育孩子很少会像我们期望的那样顺利。

你是个慈爱的家长。你花了几个月的时间抱着你的孩子，对他有求必应。今晚发生任何事情都无法改变这些，你知道你是爱孩子的，孩子也知道你爱他。睡眠训练并非来自自私或糟糕的养育方法，而是来自爱。就像你一直在回应孩子对搂抱、吃饭、得到你的爱和关注的需求一样，你现在也在回应孩子对睡眠的需求。

你是多么的明智，采取了这一方法，使事情变得更好！当然，你可以让这整件事拖上几个月甚至几年。但老实说，这对任何人都没有好处。养育孩子是人生最大的乐趣之一，但当你筋疲力尽，还要照顾一个长期睡眠不足的孩子时，许多乐趣都会变得暗淡。所以为什么还要等着事情自己变好呢？

然后我会给你一个大大的拥抱，因为我喜欢拥抱。

长期睡眠训练

任何的睡眠训练，无论是自主入睡学习计划或睡眠辅助计划，都需要你停止做过去习惯做的事情，比如摇晃、喂食或哺乳入睡。睡眠训练的全部意义在于让你的孩子明白"我们再也不会像以前那样睡觉了"。这会是你的新日常。所以，除非你下定决心再也不使用旧的方式帮助孩子入睡，否则你永远不会想要走上这条路。

当然，也会出现一些小问题，比如也许有一天，你会心血来潮，认为带着宝宝横跨五个时区是个好主意，孩子长牙、由寄生虫引起的肠胃炎折磨会降临到你家。这是否意味着你要重新回到搂抱、摇晃或哺乳孩子睡觉的方式了？

不是。

当撞到名为"旅行或疾病"的"减速带"时，你可以暂时延长入睡时间。也许你可以轻轻地抚摸孩子的背，直到他昏昏欲睡，或者把手温柔地放在他的肚子上，在他平静下来的时候轻声哼唱。有时候孩子需要额外的照顾，但是不要让这些障碍使你所有的努力脱离正轨，不要重回旧习惯。

不过如果你已经这样做了也不要惊慌，你已经解决了一次问题，还可以再解决一次。

选择正确的时间

对大多数人来说，采取自主入睡学习计划是一个可怕的设想，所以他们想找到实行计划的"最佳时间"。我觉得大家心里想的是："如果我们能确定进行睡眠训练的理想时间，就可以尽量减少孩子的哭泣，在开始日托之前就把事情搞定，也许还能在公婆来家里，开始批评房子有多乱之前，睡上一两晚好觉。"

但真的不存在"最佳时间"，总会有一些事情出来绊倒你，比如，宝宝的突然焦躁、快速成长、分离焦虑、旅行、迎来身心发育的节点、日托、出牙、耳朵感染、伤风、感冒打针，等等。

事实是，婴儿的状态很大程度上是不可知的。你不知道他们什么时候会有严重的耳朵感染，或者五颗牙齿同时长出来。所以没有理想时间，就如同追求完美的发型，或者找一件既温暖又显苗条的冬衣一样，寻找理想时间是徒劳无果的。有时候，你只需要在你认为合适的时候开始计划。谁都无法保证等到下周或下个月实行计划会比今天更容易。但可以确定的是，等待会延长焦虑，并加剧睡眠的缺乏。

消退性爆发可能出现，但不用太担心

对大多数婴儿来说，实行自主入睡学习计划的特点是，在几个充满挑战的夜晚之后，他们的睡眠会突然得到显著改善。不过，另一部分婴儿会哭得越来越久，哭声越来越大。这时你就会确信自主入睡学习计划对你的宝宝不起作用，唯一的解决办法，是重新回到你之前那种"通宵"的习惯，尽管那种习惯是可怕的，但它肯定比这个有用。

或者你成功地实施了自主入睡学习计划，从那以后每晚都开香槟，但你突然发现，之前快乐的宝宝又在哭了。你和你的伴侣停下了快乐的舞步，想知道刚才到底发生了什么。

刚才发生的就是消退性爆发。

这个说法解释了一种让许多本来感觉良好的父母感到困惑的常见行为。

自主入睡学习计划本质上是一种"消退疗法"，在这种疗法中，你通过不再奖励某种行为，例如查看、搂抱、哺乳宝宝等，来消除不受欢迎的行为（不可持续的睡眠联想）。对约 70% 的家庭来说，这种疗法非常有效。

然而，对于其余 30% 的家庭，他们的孩子会放声大哭，或者会暂缓几天，然后就又恢复哭泣。这种恢复就是消退性爆发，简单来说就是既然你取消了这些奖励行为，孩子就使劲去做你想禁止他做的事。

太棒了，不是吗？嗯，并不。

那你能怎么办呢？

没有办法，真的。继续坚持计划，把软木塞塞回香槟瓶，然后等待，一切都会过去的。同时，把有关消退性爆发的知识记录下来，以备将来参考，因为这不会是你遇到的最后一次。打人、抱怨、索要食物或玩具都有引起消退性爆发的倾向。

比如，每次你去杂货店，你的孩子都会哭闹着跟你要饼干。刚开始的几次，你会给他一块饼干，因为不就是一块饼干嘛，对吧？然后，你就意识到你家有了一头"饼干怪兽"（cookie monster）[1]，他现在每次在你拿起牛奶时都会索要饼干。然后，你冷静地向他解释，饼干不是日常食品，你也不会再买了。

你的孩子会默默地接受吗？他会给你一个拥抱，感谢你这么关心他的健康吗？还是他会从哭闹变成尖叫？如果尖叫不起作用，那扔东西怎么样？或者吐痰、咬人？你强制他停止耍脾气，接下来几周得以安静地逛杂货店，然后想，吁！终于结束了，结果没过几天饼干大战重新开始了。

朋友，这就是消退性爆发（见图 7.2）。

计划持续一周，仍不见起色时……

对于绝大多数家庭来说，自主入睡学习计划是一种相对直接的策略，它能立即带来积极的改变。除了有短暂消退性爆发的婴儿，其他婴儿在入睡时哭泣的次数和随后醒来的次数，都随着每一个夜晚的到来而急剧减少。

虽然这是一般情况，并非总是这样。

对于那些已经坚持了至少一周，事情却仍然很棘手的家庭来说，**让我们看看可能造成这种情况的罪魁祸首吧。**

婴儿在入睡时还哭个不停。有些婴儿在入睡时会嘟囔 5 ~ 15 分钟。你们持续着喜欢的睡前习惯，每个人都乐在其中，可孩子的屁股一碰到床垫，就立刻开始尖声大叫。

---

[1] 美国儿童节目《芝麻街》中的玩偶角色。

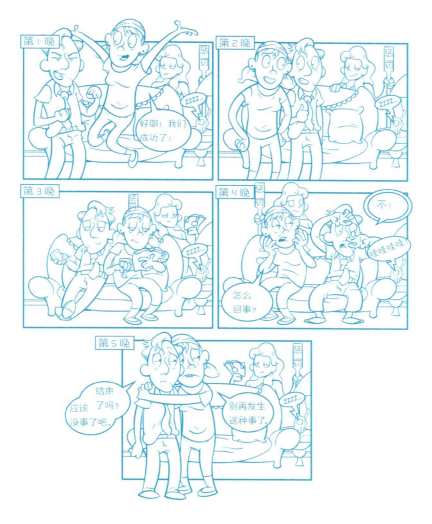

图 7.2　消退性爆发

　　如果只是尖叫 5 ~ 15 分钟，其实也不会有任何问题，有些婴儿只是需要在入睡前发泄一下。但还有一些婴儿是因为不愿意去睡觉，不愿意在没有你的黑暗房间里待着，他们对你把这种不愉快强加给他们的决定感到不满。这不是"睡眠问题"，也不是睡眠训练可怕的副作用，这只是你的孩子在用非语言方式表达对你的计划的不满。当孩子 3 岁的时候，他们会用言语代替眼泪："妈妈！我不累！我不想睡觉！"如果这个简短的会话之后是一段长时间的睡眠，那就忽略它吧。

但是如果孩子的尖叫持续了 20 分钟或更长时间呢？**实施自主入睡学习计划后孩子哭闹的原因有很多：**

❶ **你正在使用循序渐进法查看他。**任何形式的查看都会让孩子持续地哭泣。尽管你是出于爱而去查看他的，但你的探望会破坏宝宝入睡的能力，你需要改用彻底消失法。

❷ **入睡时间不对。**你的孩子需要在睡前保持足够长的清醒时间，这样才能轻松入睡。也许是时候停止最后一次小睡或推迟入睡时间了。尝试实施更改后的计划 3～5 天。

❸ **你的睡前习惯活动太短或太剧烈。**只要你和你的孩子喜欢，大多数的睡前习惯都很好。一般来说，睡前活动应该持续 20～30 分钟，足够让你的孩子成功过渡到平静的状态。有时很难挤出足够的时间，你可能会想把睡前习惯改成简单的"换尿布，读书，上床"之类的事情。但是（这种情况很少见），如果你的孩子在入睡时哭得很厉害，那可能就是你没有给孩子足够的时间从玩耍过渡到睡眠。同样，睡前活动的环境应该相对较暗和平静，在户外玩耍、挠痒痒和参加舞会都是很棒的活动，但在入睡时，这些活动是禁止的。

婴儿很快醒来，需要帮助才能再次入睡。有些婴儿在入睡时（比如晚上 7：30）可以轻松地自己入睡，但很快（1～3 小时后）就醒了，并要求用哺乳、摇晃来重新入睡。然后他们会在整晚都周期性地醒来，你除了尽最大的努力去安抚他之外毫无办法。情况比实行自主入睡学习计划前好多了，但这并不是你所希望的那种革命性改变。

这里的问题是，你处理夜间早醒的方式，是在重建你想在入睡时努力摆脱的睡眠联想。你可能也已经意识到了，这只是养育孩子时发生的众多无法接受的事情之一，其他还有妊娠纹、早上 6 点以后无法睡着……

但是这个问题是可以解决的。你需要改变处理孩子夜间第一次醒来时的方式。你可能需要彻底终止孩子要求你去做的活动，比如摇晃、哺乳、轻拍等。绝对要让孩子在你不在场的情况下重新入睡。

婴儿整晚都需要食物。自主入睡学习计划是一种帮助孩子学会自己入睡的方法。它不能抹去你所有的夜晚喂食。在实行自主入睡学习计划之前，如果孩子整夜都需要吃东西，当他们在没有被哺乳或用奶瓶吃奶的情况下入睡时，他们对食物的需求就会减少。但是，晚上需要吃很多东西的孩子仍然会感到饥饿，因为他们的身体已经习惯在晚上摄入大量的卡路里。（详见第 9 章。）

宝宝晚上经常醒来哭 5 ～ 15 分钟。婴儿夜里会每 45 ～ 90 分钟醒来一次。大多数时候，他们会在你不知情的情况下又睡着了，然而，有时他们也会先抱怨一下。婴儿周期性地哭闹或抱怨 5 ～ 15 分钟，仅仅是在表达他们对整个睡眠过程的不满。父母们可能会把这种情况描述为"整夜哭泣"，实际上，他们的宝宝只是在循环的浅睡眠阶段抱怨一下。

有些婴儿会大哭 5 分钟，然后再睡 3 小时。你可能觉得有必要去帮助宝宝一下，但我强烈建议你不要这样做。相反，你应该找个计时器并记录下来。如果你的宝宝有强烈的需要，如饥饿、不适等，他是不会以短暂的哭泣来表达的。在这种情况下，你善意的帮助很可能会阻止婴儿再次入睡，使情况恶化。

宝宝会站着反抗睡觉。有 3 类婴儿：不能站着的婴儿、能够站着但不能坐下的婴儿，以及既能站着又能坐着的婴儿。

"会站但不会坐"的宝宝经常会自己站起来，然后卡在那里。你去帮他们沿着婴儿床的栏杆坐下来，结果他们会又弹起来。你的宝宝会以他们高超的智力给你留下深刻的印象，因为他们会很快发现玩"站立游戏"是一种与爸爸妈妈共度时光的愉快方式，他们会很高兴地和你玩上几个小时。

要解决这个问题，你需要帮助你的宝宝在白天练习如何坐下。让他们站在柔软的东西旁边，如沙发、带垫的椅子等，鼓励他们自己坐下来。把宝宝最喜欢的玩具或零食放在地板上，让他们只有坐下来才能够到。每天多次进行练习，直到你确信宝宝可以不用你的帮助就能坐下来。

宝宝可能还会邀请你玩"站立游戏"，但现在你可以礼貌地拒绝了，你要相信宝宝完全有能力在没有你帮助的情况下自己坐下来。当宝宝第一次站着"卡"在婴儿床上时，要提醒他如何蹲下，握住他的手，让他屈膝，直到他在婴儿床上坐下或躺下，不要直接帮助他躺下。在这个简短的提醒之后，你就可以走出房间，结束"站立游戏"，至少需要你参与的部分结束了。

一些坚定的孩子会继续站在婴儿床上，尽管他们已经掌握了如何坐下，有些孩子甚至会站着睡着。如果发生这种情况，你可能要溜进房间，轻轻地把孩子放倒在床上。如果他们睡得很沉，你成功的概率就很大，如果孩子醒了，用你的话强调现在该睡觉了。你可以随意抚摸他的背部或拍拍肚子，但不要超过 1 分钟，然后离开房间。如果逗留超过 1 分钟，就成了对孩子站立的奖励，成了让爸爸或妈妈来玩耍的好方法了。

与投掷食物或脱鞋游戏不同，婴儿一般会在几天后厌倦站立游戏。

前面的两章已经讨论了安排入睡时的方法和细节。但入睡后会发生什么呢？自主入睡并不能保证你的孩子能美美地睡到天亮，事实上，我可以保证孩子们都不能。我们仍然需要一个计划，来应对孩子在深夜醒来的情况。

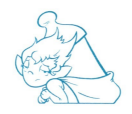

第8章　当实行睡眠计划后，宝宝夜醒时

你很可能会发现孩子在晚上醒来的次数大幅减少。花点时间来庆祝一下吧，这可是极具历史意义的大事。

然而，这并不是关于睡眠的完整故事。睡眠辅助计划和自主入睡学习计划是关于学习如何在不可持续的睡眠联想下自主入睡，它们不是通往"彻夜长眠"的免费通行证。你已经为你的孩子提供了彻夜长眠的可能性，但在短期内，你应该预料到孩子在夜间还会醒来几次。

你需要一个计划来解决这些问题，而计划的内容将在很大程度上取决于你的孩子醒来的原因和时间。

通常，孩子在睡眠辅助或自主入睡学习计划实施后还会醒来的原因有两种：

❶ 食物（哺乳或奶瓶）

❷ 睡眠联想（摇晃、搂抱、安抚等）

如何判断夜间该不该喂奶，怎么喂？

如果你的孩子经常在夜间吃东西，那么即使在学会了自主入睡后，孩子也需要或希望在夜间吃东西。小一点的婴儿可能还没有发育到整晚不吃东西就能一觉睡到天亮的程度。大一点的婴儿可以长时间不吃东西，但习惯于在晚上吃很多东西，因此在白天消耗掉这些卡路里会需要一定的时间。

如果你的孩子是母乳喂养，你可能不知道他们究竟吃了多少奶。有些婴儿能在短短几分钟内喝下几百毫升的奶，有些婴儿可能需要几分钟后才开始喝奶，所以你不能简单地用"吃了多长时间"来计算"吃了多少"。

不过，如果你的孩子用奶瓶喝奶，你就会确切地知道他晚上到底喝了多少。也许你的孩子每次只喝几十毫升，晚上却需要喝好几瓶，或者你的孩子喝了一两大瓶。将夜间的总摄入量计入每日摄入量计算百分比：假设6个月大的宝宝每天喝800毫升的配方奶，每晚醒来4次，每次喝60毫升的奶，尽管他每次的进食量很小，但在整个晚上，她喝了240毫升的奶，相当于她每天摄取量的30%。

不论年龄多大，如果你的孩子一直在频繁吃奶，或整夜都趴在乳房上，你就应该知道她吃了大量的奶。**如果你不确定，这里有一些迹象能表明你的宝宝在晚上是个大食客：**

> ☽ 需要在半夜更换尿布，以避免漏尿。
> ☽ 早上的尿布像炮弹一样重，满到可能会炸沉一条船。
> ☽ 不会一大早就吵着要吃的。

你的宝宝完全有可能相当于在晚上吃了5个芝士汉堡。如果你不给一个习惯了每晚吃五个芝士汉堡的宝宝提供吃的，他会觉得你很差劲。

在这种情况下，你应该为晚上给孩子喂奶做出一个计划。但这就导致了一个问题：**在睡眠辅助或自主入睡学习计划实施后，你应该在晚上的什么时候喂你的孩子？**

可预测的喂奶时间。如果你的孩子一直按照一个大概可以预测的时间表吃东西，你的工作就相当简单，他们在一个特定的吃奶时间醒来，你可以直接喂奶。他们睡过吃奶时间了，你就可以让宝宝继续睡下去。

有些父母的喂奶时间表可以预测，却伪装成不可预测。以一个普通婴儿为例，他经常醒来，醒来后要喝奶，喝了 30 毫升后又睡着了，但他每晚都会醒来两次，喝掉整整 180 毫升的奶。30 毫升的奶是孩子的睡眠联想：睡觉等于喝奶。180 毫升的奶才是真正意义上的进食：你可以像以前一样提供两瓶共 180 毫升的奶，但要忽略宝宝其他所有的要求。

这同样适用于哺乳的妈妈。通常，宝宝会需要许多简短的哺乳或吮吸，其间穿插着大概 3 次真正的哺乳。婴儿晚上吃奶一两分钟的情况并不少见，但每晚还要进行两次 20 分钟的精心哺乳。这意味着，婴儿经常会吃零食，但会有两次真正的吃奶。如果长时间的哺乳是在固定时间进行的，就要让你的孩子在固定时间吃奶。

如果宝宝醒来的时间不是固定的喂奶时间，就不要喂奶。

不可预知的喂奶时间表。一些婴儿整夜都粘在妈妈的胸上，所以没有"时间表"，因为宝宝一直都在吃奶。还有些婴儿经常醒来，喝上几十毫升，或者哺乳 1 分钟，这样一晚上的总摄入量可能很大，但却不是真正意义上的吃奶。

显然，我们面临的挑战是弄清楚应该在什么时候喂奶，或者他们什么时候是真的饿了。为什么还没有这样一个 App 呢？唉。

以前经常夜晚进食或随意进食的婴儿，在一开始可能会频繁地醒来。虽然分清何时给孩子喂奶很有挑战性，但你的目标是制订一个喂奶计划，这个计划要尊重孩子在夜间饥饿的合理情况下吃奶的习惯，同时也要限制喂食频率，最终目的是将一些喂奶次数转移到白天进行。

根据对孩子的了解和以下准则，制订一个适合你的喂奶计划。

午夜前不吃东西（理想情况）。午夜前喂奶不总是会产生问题，但会给孩子重新建立你之前使用睡眠辅助或自主入睡学习计划打破的"食物＝睡眠联想"。

夜间喂奶要有和白天相似的间隔时间。白天喂奶的间隔通常是 3 ~ 4 个小时。一个在白天可以间隔 3 个小时再吃奶的婴儿，晚上当然也可以。

一开始要灵活安排时间。使用睡眠辅助计划或自主入睡学习计划后的头几个晚上，你可以灵活变通一点。但两三晚之后，你就要坚持你的计划。例如，如果三晚过后，你的宝宝在午夜之前都不用哺乳，那在这之后，每个午夜之前都不要再哺乳了。下周，当你的宝宝开始出牙，想在晚上 10 点吃奶的时候，你可以选择提供一些温和的安慰方式，如短暂的搂抱、让不哺乳的伴侣进屋等，你的哺乳服务已经停止了。

喂奶前等待。如果你的宝宝醒来，抱怨了 5 ~ 10 分钟，然后又睡了 3 个小时，那你的宝宝其实并不饿。不要刚一偷看到孩子醒了就立马冲进去，先看看情况的发展再说。

可能需要一大早定时喂奶（详见第 9 章的最后一节）。

夜间喂奶是高度个体化的事情，下面只是一个假设的例子：

❶ 宝宝晚上 7 : 30 自主入睡。晚上 7 点喝了最后一瓶奶。

❷ 宝宝晚上 9 : 45 醒来。在没人理睬的情况下抱怨了 20 分钟，然后又睡着了。

❸ 宝宝晚上 11 : 40 醒来。因为还没到午夜，爸爸就推迟了给奶瓶的时间，宝宝抱怨了一会儿，半夜 12 点左右又睡着了。

❹ 宝宝凌晨 1 : 15 又醒了。这是午夜后第一次醒来，所以爸爸喂了一瓶 180 毫升的奶。宝宝喝了 120 毫升后，又睡着了。

❺ 宝宝早上 4 : 30 醒来。这与上次喂奶间隔了 3 个多小时，所以爸爸又给了一瓶 180 毫升的奶。宝宝喝了 120 毫升后，又睡着了。

❻ 宝宝在早上 6 : 30 起床。

坚持按时间表行事。无论是可预测的还是不可预测的喂奶，如果你的孩子醒来，你要么相对快速地给宝宝喂奶（最多 5 ~ 10 分钟），要么坚持到宝宝下次醒来再喂。你要避免宝宝抱怨一段时间后就喂奶的情况出现。这会给宝宝错误混乱的信息，并且会让他在以后的夜晚产生更多的抱怨。

等到事情变得更加有序，且你的孩子超过 6 个月大了，你可以选择温和的夜间断奶方式，来减少夜间喂奶的次数（见第 9 章）。

晚上喂奶入睡

许多用睡眠辅助计划或自主入睡学习计划来给孩子建立健康睡眠联想的父母，担心夜间喂奶可能会让宝宝重新回到"食物 = 睡眠联想"的状态。如果你不在入睡时哺乳入睡，那以后再这样做还可以吗？

事实上，在夜晚哺乳并不会影响让宝宝自主入睡的目标。当你的孩子要在凌晨 1：30 的时候吃东西，你可以一直喂他们，直到他们昏昏欲睡或睡着。

偶尔，孩子入睡后的第一次喂奶是在晚上早些时候（比如午夜之前），提早喂奶会让孩子重新建立起与食物相关的睡眠联想。提早喂奶会破坏你的计划，这通常有两个明显的迹象：

🌙 婴儿比夜晚第一次喂奶的时间醒得早，并且从那时起频繁要求吃奶（每隔一两个小时）。

🌙 如果你试图在孩子 100% 睡着前停止喂奶或哺乳，他们会变得非常焦躁不安，直至吃奶或接受哺乳后彻底入睡才停止。

如果出现这两种行为中的任何一种，并且孩子晚上的第一次吃奶离入睡时间相对较近，你可能需要在每晚喂奶后彻底叫醒你的孩子，或者把第一次喂奶推迟到午夜之后，这样"吃东西或接受哺乳 = 睡眠联想"的问题就完全解决了。

爱是克制，安抚孩子时不要抱太久

孩子们醒来，可能是因为他们还没有完全掌握在没有你的帮助时进入深度睡眠的能力。你需要勇敢地迈出第一步，把这些睡前习惯从入睡习惯中移除，但在最初的几个晚上，你的孩子可能还会醒来，希望你重新使用以前的方式：摇晃、搂抱、颠、再次置入安抚奶嘴。

一般来说，你应该让夜醒与进食脱钩。如果你正在实行自主入睡学习计划，你应该让你的孩子自己度过适应期。让孩子轻松地进行正常的睡眠可能只需要几天的时间。相反，如果你采取的是轻抚孩子背部直至他们睡着的睡眠辅助计划，那你可能需要在半夜提供轻抚背部的服务。

此外，请考虑以下准则：

如果距离入睡只过了 2 个或 3 个小时，那就让他们自己重新入睡。这个时候的睡觉冲动是很强烈的，你的干预常常会让孩子更加清醒。给孩子一些空间，看看会有什么进展。这也可能只是一两天的短暂现象。

当你的孩子醒来时，你只有两个选择：一是在孩子醒来 5 ~ 10 分钟后再去找他，二是让孩子在没有你帮助的情况下重新入睡。若让你的宝宝抱怨 40 分钟，然后再进去喂奶或搂抱，则会导致以后更多的哭泣。

如果你确信你的干预是必要的，那就重复你在入睡时使用的方法。一般来说，在午夜之前，你会希望你的孩子在没有你的情况下重新入睡；在午夜之后，你可以提供一些帮助，比如，短暂的搂抱、抚摸背部等。如果你使用的是睡眠辅助计划，请尝试在夜间进行干预时使用相同的方法。

在晚上帮助孩子入睡这件事上要特别吝啬。是的，你的孩子还会醒来，我们正在做出改变，形成不间断的睡眠需要时间。每次你冲过去搂抱或颠起已经醒来的孩子时，你实际上是在鼓励夜醒这种行为。如果我建议你每次孩子醒来时都给他一块饼干呢？你会认为我不正常，你知道"他们会一直醒来，就因为我会给他们一块饼干！"没错，就是这个意思。

承诺在接下来的夜晚减少参与。例如如果你在入睡时采取睡眠辅助法，如轻拍孩子的背部直到他入睡，那么孩子晚上醒来的时候，你就也应该轻拍孩子的背。但是，就像你在入睡时帮得越来越少一样，你也应该在孩子夜间醒来时给予越来越少的帮助。如果在第一晚抚摸背部 20 分钟，那么在第二晚就不要超过 15 分钟。

需要明确的是，这些只是帮助你制订夜间育儿计划的指导方针。同样，计划一定要适合自身的特殊情况，并且相信你的直觉，因为直觉几乎总是会给你很好的建议。

醒得太早的宝宝可以睡个回笼觉

入睡前的睡眠生理冲动是非常强烈的，但随着清晨的到来，这种冲动会逐渐消失。许多婴儿很早就醒来（4 点或 5 点），因为那时他们的睡眠驱动力相当微弱。

如果孩子在一个不合理的时间醒来，你可以尝试用入睡时实行的睡眠辅助计划或自主入睡学习计划，看看是否能帮助他们重新入睡，直到在合适的时间醒来。不过这并不保证有效，你必须坚持一两周才能看到结果。在某些情况下，你的孩子会在床上发脾气一直到天亮。

许多父母选择给宝宝提供一份"定时喂奶"的快餐，来让大家多睡几个小时。在早上一两个小时的时间里这样做通常不会破坏让他自主入睡的目标。应对过早起床的策略在第 12 章中有更详细的阐述。

如上所述，自主入睡的目的不是夜间断奶。一旦养成了自主入睡的习惯，夜间吃东西的需求就会大大减少，但大多数孩子仍然会要求每晚吃 1 ~ 3 次。只要你愿意，你可以在晚上继续喂你的孩子。但最终，你和你的伴侣可能会认为，即使不是彻底的夜间断奶，你们也该停止喂奶一两次。

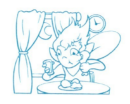

第 9 章　夜间饿了就吃 or 不吃睡一整晚？

大多数家长都可以接受在晚上起来去喂饥饿的孩子这件事，认为这是养育孩子必不可少的一部分。然而，随着时间的流逝，晚上起床的魅力开始褪去，父母开始怀疑："我的宝宝真的需要这么频繁地吃东西吗？"

这个问题的答案比你想象的要复杂一些。婴儿要求吃东西的原因有很多，不仅仅是饥饿。为了确定你的宝宝是否真的需要在晚上经常吃东西，你要弄清楚为什么宝宝要求吃东西。

孩子们晚上醒来吃东西有很多原因：

❶ 他们需要更多的安抚来应对短暂的睡眠唤醒，而哺乳或吃东西是个很好的安抚来源。

❷ 他们有很强的食物睡眠联想或吮吸睡眠联想。如果婴儿习惯在就寝或临近入睡时吃东西或吮吸，那么，每次经历短暂的睡眠唤醒时，他们就可能需要吃东西或吮吸才能入睡。

❸ 他们确实饿了。如果你的体重需要在一年内增加两倍，你晚上可能也会饿。

❹ 这是一种习惯。

所以，你看，问题就解决了呀！

第 1 点和第 2 点已经在第 4 章和第 5 章中讨论过了，那就让我们深入研究第 3 点和第 4 点："宝宝饿了"和"这是一种习惯"。

进食频繁，是吃太多，还是没喂饱？

"宝宝饿了吗？"自从宝宝出生以来，这个问题就一直困扰着每一位父母。人们普遍认为，只要宝宝对母乳或奶瓶感兴趣，就需要喂宝宝，认为这是一种健康、积极、合理的照顾宝宝的方法。但是婴儿的交流系统设计得很糟糕：哭闹可能意味着"累了""胀气了""湿了""饿了"或者"没有别的原因"。

你如何才能知道他们是否真的饿了？

你的宝宝晚上醒来吃东西，很有可能是他们确实饿了，尤其是当他们还是新生儿的时候，长时间吃着全流质食物，还只有精灵般大小的胃。

新生儿通常每 2 ～ 3 小时就需要吃一次东西。他可能在几餐之间有几个 4 小时的间隔，但这些较长的间隔不会随时出现。早产儿在出生头几个月会更频繁地进食，母乳喂养的婴儿会比其他奶类喂养的婴儿更频繁地醒来进食（见表 9.1）。

表 9.1 你的宝宝需要几次夜间喂食？ *

年龄	喂食次数		
	低	中	高
0 ~ 3 个月大 **	1 ~ 2	3 ~ 4	6
3 ~ 6 个月大	0	2 ~ 3	4
6 ~ 9 个月大	0	0 ~ 2	2 ~ 3
9 ~ 12 个月大	0	0 ~ 1	2

* 这张表中的数字反映了我在数千个家庭中观察到的情况。他们并不建议 6 ~ 9 个月大的孩子在夜间吃东西，或者吃两三次，只不过还有很多孩子仍然在吃，通常，这与"食物＝睡眠联想"问题有关，可以通过修改入睡时发生的事情来解决。母乳喂养的婴儿喂食次数通常处于中或高范围，奶瓶喂养的婴儿喂食次数处于低或中范围。

** 新生儿间的差距很大：有些一天吃几顿大餐，有些则是断断续续地吃零食。婴儿可能需要在最初的几周内非常频繁地进食，但在 6 周大的时候往往会减少次数。因此，虽然 2 周大的孩子晚上吃 4 ~ 5 次并不常见，但你可以期望你 3 个月大的宝宝每晚的进食次数会接近低或中的范围。

随着新生儿长大（6 ~ 8 周大），他们通常会在夜间早些时候出现 4 ~ 6 小时不需要进食的时间。遗憾的是，婴儿的入睡时间往往很早，所以这 4 ~ 6 小时的睡眠时间很少与你的睡眠时间重叠。

在孩子 8 周大时，你可能每晚只需要喂 3 次，但这 3 次通常集中在你想要睡觉的时候，比如半夜、凌晨 3 点和早上 5 点。这种断断续续的夜间喂食模式会一直持续到婴儿长大一点的时候，那时宝宝可以在白天摄入更多的卡路里，晚上就可以少吃一点了。

　　所有父母都想知道的是，什么时候让宝宝整夜禁食才合理呢？ 可惜的是，关于孩子什么时候能够整夜禁食（我指的是一整晚，10 ～ 12 个小时），人们还没有达成共识。

　　一些研究表明，婴儿完全有能力在 2 个月或 3 个月大时禁食 11 ～ 12 个小时。我自己的经验是，虽然一些 3 个月大的婴儿确实可以在 11 个小时内不进食，但更多的婴儿直到 6 ～ 8 个月大时才可以。

　　对大多数人来说，哄 3 个月大的宝宝禁食 11 个小时，就像在训练猫上厕所：数据显示，6 个月大的孩子中，只有 50% 的孩子可以在不吃东西的情况下睡 8 个小时。

　　归根结底，对于"宝宝晚上需要吃多少"或"什么时候才可以在不吃东西的情况下彻夜安睡"的问题，并没有办法迅速地给出固定的答案。

　　不过，我会在下面列出指导建议，供你参考。

　　需要说明的是，我并不是说如果你哺乳或喂食的次数超过表里给出的次数就有问题。

　　如果夜间喂食对你来说是个问题，那它就是个问题。如果你喜欢在晚上给孩子喂食，并且不管出于什么原因，你就是想继续这样做，你喜欢静静怀抱孩子的时刻，那我完全支持，但你有理由担心潜在的供奶等问题。

　　另外，如果你想要夜间完全断奶，那么几乎所有 6 个月以上的婴儿都完全有能力整夜禁食。

　　关于夜间喂养的其他注意事项：

　　🌙 大多数婴儿通常在入睡后会有持续最长时间的不间断睡眠，然后随着早晨的到来，会更频繁地要求进食。

☾ 大多数健康的 6 ~ 8 个月大的婴儿可以从入睡时间一直睡到早上
4 点左右,不用吃东西。许多婴儿会一直保持在清晨（4 点到 5 点）
定时进食。

☾ 通常情况下, 一旦你的孩子少进食一次, 那你以后就可以在那个
时候不再提供食物了。但是, 偶尔由于疾病、睡眠倒退等原因,
孩子对食物的需求会突然增加。

一般来说, 如果你的宝宝超过 2 个月大, 并且在晚上吃东西的频率比
表格里显示的频率更高, 或者是你的直觉告诉你有些事情不对劲, **那么你
应该考虑一下你的宝宝在晚上会特别饿的原因了, 比如以下几点。**

宝宝吃东西时总是走神。 随着婴儿长大（一般在 6 ~ 8 个月大）, 他
们会发现这个世界太神奇了, 连吃饭的时候也不能错过。所以他们在白天
吃得很少, 而在晚上, 没有电视可看的时候, 他们会吃很多。这是一种很
普遍的情况, 你可以尝试以下几点:

☾ 在一个充满白噪声的、光线较暗的房间里喂婴儿, 而且房间里不
要有其他人。婴儿对哥哥姐姐特别着迷,毕竟跳着舞的学步幼儿(哥
哥姐姐）, 远比维持生命的食物更有趣。

☾ 在家喂宝宝吃东西。新环境或在户外都会让宝宝分心。

☾ 在宝宝吃东西时, 给宝宝蒙上婴儿毯, 这样就没什么可看的了。

☾ 在宝宝刚从小睡中醒来时就喂吃的, 这时宝宝还有些昏昏沉沉,
更能专心吃东西。

> 🌙 在喂宝宝吃东西时，给宝宝裹上襁褓，即使宝宝的年龄或身体已经大到无法使用襁褓了。襁褓能防止宝宝因玩弄你的头发、拉你的项链或扒你的毛衣而分心。

宝宝有偏爱的进食方式。有时候，哺乳期的妈妈会发现，她们的宝宝在日托所时，不会喝妈妈精心挤出来的母乳，而是坚持到晚上，直接吮吸母乳。通常，这些婴儿以前很少在夜间喝奶，但自从妈妈上班后，他们就像白天一直在撒哈拉沙漠中跋涉一样，要求在夜间进食。这让妈妈进退两难，可能会对重返工作岗位感到矛盾，白天陪伴宝宝的时间变少，犹豫着要放弃晚上与宝宝亲密接触的机会，她已经疲惫不堪了。

如果越来越多的夜间进食需求使你陷入了混乱，那么你就需要使用本章后面所讨论的夜间断奶技巧，将你的乳房从一个可以随便吃的自助餐厅变成提供限量服务的厨房。

让宝宝吃固体食物。没有什么比看着婴儿把苹果酱挤到头发上更有趣了，所以许多父母对宝宝开始吃固体食物感到兴奋也不足为奇。然而，有时这些新加入的固体食物会在不经意间导致更多的夜间进食需求。

虽然母乳中的卡路里会因母亲的不同和一天中时间的不同而有很大的差异，但平均每 30 毫升母乳或配方奶都有约 20 卡路里。相比之下，很多受欢迎的婴儿食品，比如苹果、胡萝卜、南瓜等每 30 毫升只有 10 ~ 15 卡路里。婴儿食品的纤维含量很高，这会让宝宝感到饱足，因此对之后提供的母乳或配方奶不感兴趣。所以，除非你的宝宝非常喜欢高热量食物，如意大利面、鳄梨泥、软奶酪，不然尽量不给宝宝摄入固体食物，因为固体食物的热量通常比流质食物低 25% ~ 50%。

这并不是说你应该放弃喂宝宝固体食物的乐趣。你要注意的是，固体食物几乎总是比配方奶或母乳含有更多的纤维和更低的热量。喂饱流质食物后，可以提供一点固体食物。这就像吃甜点一样，总是会让人愉快，很少被省略，但最好是在健康的一餐之后。

当你的宝宝长大，经常吃更多高热量的食物时，你可以在吃饭时更灵活地调整固体食物和流质食物的顺序。

哺乳问题。每一位曾经哺育过婴儿的母亲，都曾在某一时刻确信婴儿没有喝到足够的奶。因为你无法看到这些神秘的食物从胸部流到宝宝肚子里，所以哺乳在很大程度上依赖于双方的信任、婴儿的成长和不断更换的尿布。因此，你需要有信心，只要婴儿正在成长而且排便正常，那么一切都在按计划进行。

然而，事情并不总是按计划进行。完全有可能的是，**苗壮成长、能吃能拉的婴儿，会在夜间不断要求哺乳，这完全有可能**，问题根源可能在于：

> 🌙 断奶失效　　　🌙 哺乳过量
>
> 🌙 哺乳不足　　　🌙 未叼到乳头
>
> 🌙 舌系带过短

在你抓狂之前，请记住，因哺乳问题导致频繁夜间进食是罕见的。但是，如果你面对着严重的问题，请向医生寻求帮助，他们可以帮你解决问题。

婴儿有夜间进食的习惯

如果你有一个 6 个月或更大的婴儿，他白天吃得好，还能自主入睡，恭喜你！你的宝宝夜间进食可能只是习惯。仔细想想，这很合理。

当婴儿还小的时候，由于不成熟的昼夜节律、流质饮食和顶针大小的肚子，他们会醒来很多次。他们会在晚上定期醒来，吃一顿节日般的大餐。随着他们的成长，他们不再需要每天晚上的节日大餐，但他们从出生起就一直这样，他们的身体已经习惯了这顿大餐。你如果突然停止这顿大餐，就会让周围的人感到很不舒服。但这并不意味着，你不能也不应该努力让那些晚上的大餐变成白天更文明的饮食习惯。

下定决心断奶，是为了孩子安睡整晚

你可能听过很多父母讲他们努力想让孩子戒掉夜间进食的"恐怖故事"，他们脸色灰白，眼睛下面有深深的黑眼圈，在描述他们夜间的不幸时，声音越来越低沉……

我永远不会忘记她 9 个月大的时候。儿科医生信心十足地告诉我们，是时候让我们身体健壮的女儿停止每晚 3 次的进食了。我们开始停止凌晨 2 点的喂食，因为我们知道她 12 点半刚喝完一整瓶奶，不会那么饿。我们拒绝给她喝奶，而是进去用温柔的话语和抚摸背部安抚她。我们温柔的女儿突然变成了一个狂暴的摇滚巨魔。我们试了整整 3 周才放弃。我仍然会做这样的噩梦。当我们终于给她一瓶奶时，她疯狂地一把抓了过去。我们没有勇气再试一次。她现在已经 3 岁了。

这些我们都听过的故事可能会让你犹豫是否要开始夜间断奶。但我向你保证，大多数对夜间断奶的反抗根本上与婴儿疯狂的进食（见图 9.1）、接受哺乳或吮吸的睡眠联想有关。如果你已经解决了这个问题，那么你就已经完成了最难的部分。

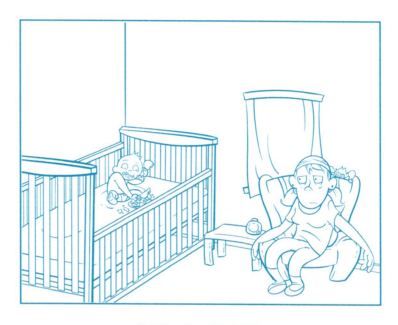

图 9.1　夜间节日大餐

如果你有一个 4 ~ 6 个月大的健康宝宝，而且宝宝无须任何关于食物或吮吸的睡眠联想就能自主入睡，如果你想逐渐减少夜间喂奶的次数或完全断奶，那么你来对地方了。

夜间断奶的长期目标是让婴儿在不吃东西的情况下睡一整晚。但你的宝宝可能太小了，或者你可能只是想去掉一两次喂食，但保留其余的。**这里的策略适用于上述任何夜间断奶的目标。**

选择正确的起始点。最好专注于一个短期的策略，目的是为你创造更长的不受打扰的睡眠时间。整体睡眠时长很重要，但不间断的睡眠更重要。作为成年人，我们需要 6 个小时的连续睡眠，才能感觉自己像个功能健全的人。观察夜间喂奶的模式，把注意力放在断奶上，这将为你创造尽可能长时间的不间断睡眠。

举个例子，假设你有一个 6 个月大的婴儿，他在晚上 7：30 上床睡觉，然后在晚上 10：00、凌晨 2：00 和 5：00 醒来吃奶。你可能会认为，最好的断奶时间是晚上 10 点，因为这离入睡时间只过了几个小时，从逻辑上讲，一个 6 个月大的婴儿禁食的时间可以超过 2 个半小时。

但是，凌晨 2 点的喂奶对你的睡眠影响最大。假设你在晚上 10 点上床睡觉，去掉这次的喂奶对睡眠并没有实质性的影响，因为这最长能让你有 4 个小时的休息（晚上 10 点到第二天凌晨 2 点）。但是，如果你断掉凌晨 2 点的喂奶，在晚上 10 点上床睡觉，可以睡整整 7 个小时。我相信，这 7 个小时会让每个人都不那么容易发火了。

所以，要从这个角度考虑你的夜间断奶策略："我需要怎样做，才能连续睡 6 个小时？"

起始点只有一个。从一次喂奶开始。有些人喜欢一头扎进去，试图一下子断奶。但是同时断掉两次或两次以上的夜间喂食可能会变得一团糟，一部分原因是，这对孩子的吃奶量影响巨大。

举个例子，一个婴儿一晚上喝 3 瓶 180 毫升的奶。3 瓶奶中每瓶去掉 60 毫升，一晚上净损失 180 毫升，相当于一下子少了一瓶。一些婴儿有足够的适应性来适应这种快速变化，但有些婴儿会变得饥饿和暴躁。而且如果你正在哺乳，一次性变化太快可能会导致乳房充血、输奶管堵塞，或者更糟。

所以，虽然可以理解你想寻找快速的解决方案，但经验表明，渐进式的断奶会带来更好的结果。

戒掉奶瓶喂奶。

💧 第 1 晚：提供比平时少 60 毫升的配方奶。如果宝宝通常喝 180 毫升的奶，就将其中一瓶换成 120 毫升。其他瓶子保持正常。

💧 第 2 晚：其中一瓶再减少 60 毫升。120 毫升的那瓶现在变成 60 毫升。

💧 第 3 晚及以后：继续减少，直到减完为止。从我们理论上的例子来说，此时你可以不提供任何配方奶，因为宝宝已经完全断奶了。

等你减到了 0 ~ 60 毫升，大多数婴儿就不会夜间醒来了。如果你的宝宝夜间继续醒来，别理他。宝宝可能会有一些短暂的抱怨，因为他习惯在这个时候醒来。但是因为他知道如何在不用奶瓶的情况下入睡，还因为你已经努力地逐渐减少了他们此时的进食量，你可以确信他们并不饿。大多数婴儿都是在没有明显征兆的情况下做出了调整。用几天时间让事情稳定下来，继续面对下一个夜间进食的问题。

戒掉母乳喂养。每晚逐渐减少 1 分钟给宝宝喂奶的时间。如果你的宝宝每次要哺乳 10 分钟，那就一点点地减少：9 分钟，8 分钟，7 分钟……当你每次只喂奶 2 ~ 3 分钟的时候，他可能就不会自己醒来了。哈哈！！

如果你减少至每次 2 分钟时，你的宝宝仍然需要哺乳，那你有以下几种选择：

💧 让不哺乳的父亲来温柔地安抚一到两分钟。宝宝会更易接受来自不哺乳的父亲传递过来的信息："没有奶吃了，伙计!"

💧 如果你的孩子在几分钟的温和安抚后，仍然脾气暴躁，那就让宝宝继续抱怨。你的宝宝已经没有哺乳的睡眠联想了，现在已经习惯了在这个时候不吃东西了。宝宝可能会有一些短暂的抱怨，会对整个情况感到厌烦，但最后会重新入睡的。

☽ 下一晚继续坚持。

夜间断奶后

因为年龄的关系，夜间断奶后，你的孩子可能偶尔会要求在之前喝奶的时间吃东西。如何处理这些要求，当然取决于你自己。如果你的孩子还很小（4～6个月大），或最近因为生病有些脱水，你可能倾向于更大方地夜间喂奶，一旦孩子好了，要相信你可以重新中止喂奶。

但是，不要在孩子没有夜间进食需求的时候，冲上去给他喂奶。也许他们度过了一个难熬的夜晚，也许他们只是需要被轻轻地抚摸背部。喂奶不应该再是你在宝宝夜晚神秘醒来时的默认反应了。

当你的孩子接近9～12个月大时，对于已经中止夜间喂奶的宝宝，我会鼓励你尽量少回去喂他。人们经常会陷入一个无休止的夜间断奶循环里，夜间断奶变成了夜间哺乳的"打地鼠游戏"。你知道你的孩子会在白天得到他们所需的所有食物。如果偏离夜间"奶吧关门"计划，就会带来风险。

宝宝没有规律地进食时

如果你的宝宝夜间进食没有明显的规律怎么办？如果从来没有凌晨2点喂奶的情况，那怎么戒掉这场凌晨2点的喂奶呢？

许多家庭已经通过以下夜间喂食计划取得了成功：

> 🌙 缩短夜间第一次喂食时间，不管是什么时候。
>
> 🌙 保持合理的进食间隔，比如 3 个小时。
>
> 🌙 当宝宝要求在夜间进食时，迅速做出回应（5 分钟内），或让不哺乳的爸爸给宝宝额外的安抚，或完全忽视，直到婴儿再次入睡。
>
> 🌙 一旦第一次喂食被完全戒掉后，就不要再在这个时间点或之前提供食物。记住，没有回头路。
>
> 🌙 在下一次喂食时重复上述过程。

一个多变时间表的案例研究

假设你有一个 7 个月大的宝宝，身体健康，每天晚上醒来 3 次，但可预测性为 0，有时只有 2 次喂食，有时是 4 次，喂食发生的时间可能会前后变动 2 小时之多。妈妈在睡眠不足的阴霾下进行夜间喂食，但通常感觉喂奶时间长达约 15 分钟，每个乳房吃 7 ~ 8 分钟。

你最初的目标是缩短夜间第一次喂食的时长，你的第二个目标是努力使喂食的时间间隔开。在实践中可能是这样的：

第 1 晚：宝宝在晚上 11 : 45 醒来。妈妈迅速做出回应，但使用了计时器，每侧乳房只吃 6 分钟就停止。宝宝在凌晨 2 点再次醒来，但距离上次喂奶只过了 2 小时 15 分钟，所以不进行哺乳。不哺乳的爸爸进到房间，轻轻地抚摸宝宝背部 5 分钟。宝宝会有点不满意，但最后还是睡着了，一直睡到凌晨 3 : 10。因为距离上次喂奶已经过去了

3 个小时，妈妈可以给宝宝一次充分的哺乳。然后宝宝一觉睡到天亮。

第 2 晚：**宝宝晚上 11∶30 起床要吃的。妈妈给宝宝喂奶，但每侧乳房只吃 5 分钟（比前一天晚上少 1 分钟）就停止**。宝宝在凌晨 1 点再次醒来。因为距上一次喂奶才过去 1.5 小时，爸爸又进来安抚。宝宝对此相当生气，过了 25 分钟才入睡。宝宝在凌晨 3∶10 又醒了。因为已经过去 3 个多小时了，妈妈给宝宝进行了一次充分的哺乳。然后宝宝一觉睡到天亮。

第 3 晚：**宝宝半夜 12∶15 起床要吃的。妈妈给宝宝喂奶，但每侧乳房只吃 4 分钟就停下**。宝宝在凌晨 1∶45 又醒了。爸爸再次被要求去安抚暴躁的宝宝，这次花了 30 分钟才把宝宝哄睡。宝宝在 3∶45 又醒了，妈妈给宝宝进行了一次充分的哺乳。然后宝宝一觉睡到天亮。

看上去事情进展得并不顺利，但实际上，一个积极的模式正在形成：

- 夜间第一次进食时间越来越短。
- 第二次食物要求被委婉拒绝。
- 宝宝在第二次醒来后，能够睡很长一段时间。这清楚地表明，宝宝第二次醒来要求吃奶更多的是出于"想要"而不是"需要"，宝宝并不是真的饿了。
- 尽管时间有波动，但我们正在建立每晚两次喂食的模式。第一次时间逐渐缩短，第二次是可以预估的时间，在凌晨 3 ～ 4 点。

几个夜晚之后……

第 6 晚：在努力将第一次喂奶的时间缩短到每侧乳房不足 1 分

钟后，今晚将是第一个没有喂奶的夜晚。宝宝在晚上 10：45 醒来。父母都同意等一等，看看会发生什么情况。宝宝嘟囔了 15 分钟后才睡着。家长们跳了一支无声的胜利之舞，低声唱着"我们是冠军！"。

　　宝宝一直睡到凌晨 2 点。那现在该怎么办？宝宝 2 点之前一直没有吃过东西。我们该怎么办？恐慌接踵而至！回到夜间喂食规则。超过我们定下的时间界限了吗（大约晚上 11 点）？是的。距离上次吃东西已经过了 3 个小时了吗？是的。现在可以喂食了。凌晨 3 点当然是个不错的目标，但我们刚戒掉了夜晚的第一次喂食。一个以前在夜间只间隔 3 ~ 4 小时就需哺乳的孩子，现在可以成功地睡 7 个小时了。这太棒了！凌晨 2 点左右的喂食，成了新的"第一次喂食"。在此之后，重复之前的过程。

　　你可以根据自己的育儿理念和孩子的具体情况，自由调整夜间喂养规则。制定"正确"的规则远不如行动上遵守规则重要。你在这方面取得的成功和大多数育儿努力尝试后的成功，完全取决于你的决心和坚持一致。

如何以及何时使用睡梦中喂食

　　"睡梦中喂食"意味着你设置了闹钟，把正熟睡的宝宝叫醒，然后给他们喂食。这种方式在一些特定的情况下却很有用。

　　用于将喂食时间重新洗牌。通常，新生儿或小婴儿（不到 6 个月大）的夜间进食时间会使你无法拥有像正常人一样不间断的睡眠。这时，睡梦中喂食可以帮你将喂食时间表重新洗牌，更利于你的睡眠。

　　最常见的情况是，婴儿在父母睡着 1 ~ 2 个小时后醒来吃东西，父母刚刚小睡片刻，就被叫醒去喂宝宝，这是一种对睡眠的无形折磨。

在这种情况下，父母可以在他们准备上床睡觉时，给宝宝来一顿"睡梦中喂食"，消除宝宝 1 小时后进食的需要，这样每个人都可以拥有更长的不受打扰的睡眠时间。喂食并没有被取消，只是简单地换了个时间。

用于戒掉婴儿的乳房依赖症。你可能会问，什么是"乳房依赖症婴儿"？

我并不是说你的婴儿有什么大问题，而是有些婴儿特别喜欢乳房。有些婴儿是"奶瓶婴儿"，因此这一问题不限于母乳喂养的婴儿！

在"睡梦中喂食"的情况下，乳房依赖症婴儿的断奶效果可能更明显。他们仍然能吃到，但由于他们吃的时候半睡半醒，所以少吃一点就没有那么费劲了。

用于不受欢迎的夜醒。"睡梦中喂食"可以满足孩子对食物的需求，而无须鼓励他们醒来。每次你跑进去喂宝宝的时候，都是在巩固孩子反抗睡眠的行为。这是一个相当吸引人的奖励制度，"睡梦中喂食"可能有助于打破这个循环。

父母们通常会对这种"睡梦中喂食"的想法嗤之以鼻，毕竟，这是在要求他们叫醒自己的孩子，这正是我们一直以来想要避免的事情。因此，**"睡梦中喂食"策略并不是解决所有夜间喂食问题的终极魔法。不过，它可能是会有一些帮助的：**

可以确保宝宝不饿。当宝宝在"睡梦中喂食"后的 1 个小时醒来寻找"蛋糕"时，你可以确定宝宝并不是真的饿了。宝宝可能因为吃不到"蛋糕"而不高兴，但你知道这是宝宝"想要吃奶"，而不是"需要吃奶"。

取消了奖励制度。对一些婴儿来说，晚上吃东西是一种强有力的激励。

让你能够继续你的夜间断奶计划。你可以用戒掉平常夜间喂奶的方法去戒掉"睡梦中喂食"。一般情况下，婴儿更容易戒掉"睡梦中喂食"，因为喂食的时候他们几乎都睡着了。

同所有事情一样，"睡梦中喂食"不总是会奏效。你的孩子可能会继续在其他时间醒来进食，或者他们可能太累了，无法在"睡梦中喂食"时真正进食。但这是一个值得你在夜间喂食时使用的方法。

育儿不是竞赛，断奶也并非必需

对大多数人来说，让一个大一点的婴儿在不吃东西或不吮吸的情况下断奶，只需要多一点耐心和坚持就能得到回报。**如果逐渐戒掉夜间吃奶对你来说并不顺利，这里有一些额外的想法供你参考。**

把喂食挪到白天。 当你进行夜间断奶时，确保你在白天为宝宝提供了额外的进食机会。你的宝宝在晚上可能会摄入一天中多达 25% ~ 50% 的卡路里。如果不在其他时间补充这些卡路里，你就无法成功地让他断奶。

定时喂食。 有时，婴儿的进食时间接近早上，大约是凌晨 4：30 ~ 5：30。有些婴儿可以成功地戒掉接近早上的进食，并心满意足地睡到他们正常醒来的时间。还有一些婴儿会对你的断奶计划做出回应，坚决在清晨过早起床。在早上 5 点喂食和早上 5 点起床这两个令人不悦的选择之间，大多数父母选择定时喂食，以便为所有人争取额外 1 小时的睡眠时间。

用自主入睡学习计划戒掉夜间喂食。 许多家长，以及特别多的儿科医生建议使用睡眠训练或消失法来中止夜间喂食。确实，这种方法是有效的。如果你只是简单地把夜间"奶吧"关闭，不是逐渐戒掉，而是彻底戒掉，那么几天后，所有人都会睡得很好。

问题是这几天会发生什么？答案是眼泪，很多眼泪。饥饿的孩子往往会哭得很厉害，一般来说，最好采取更循序渐进的方法。如果你已经努力尝试了所有的渐进夜间断奶方法，但都毫无进展，可能你的孩子更适合最直接的方式。有时"突然戒断"对这些婴儿来说是最佳方法。

不一致性。习惯改变往往是断奶过程中不可避免的一部分。

让一个进食时间表多变的婴儿在夜间断奶，可能会导致婴儿在夜间某一时刻醒来，你一直不给喂食直到他重新入睡，然后在其他的醒来时间进食。这可能是有必要的，因为你要暂时中止一次特定的夜间喂食。这里的关键词是"暂时"。"习惯女神"可能会忽略短期的冒犯，但如果这种不一致持续了数周，那就是时候重新评估这个策略了。

宝宝太小。对于婴儿多大时能整晚不吃东西，人们的共识几乎为零，一些专家甚至认为，如果你还在给 3 个月大的婴儿夜间喂食，那你就是个大傻瓜。或许我就是那个大傻瓜。谁知道呢？我自己的经验是，大多数婴儿都能在 6 ~ 8 个月大的时候整晚不进食（定时喂食不算在内）。如果你的宝宝还不到 6 个月大，同时夜间断奶进展缓慢，也许是因为孩子还没有准备好。可以等孩子稍大一点儿，然后再试一试。

夜间断奶是无止境的。许多父母将夜间断奶描述为一个无止境的不断减少喂食的循环。本章提供了解决较大婴儿夜间频繁进食问题的策略。大多数都在父母的可控范围内，大多数，但不是全部。

有很多事情会阻碍夜间断奶的持续努力，出牙、旅行和生病排在前三名。孩子生病了，生病的孩子白天吃不好，晚上也睡不好；旅行几乎总是会导致夜间睡眠中断和夜间食物需求增加；出牙是一件会经常发生的事，几乎总是令人不快，所有这些事情都有可能破坏你的努力。如果夜间断奶偶尔出现倒退，不要担心。要有信心，最终你会成功达成目标。

父母的罪恶感。许多父母返回到工作岗位的时间会比他们所希望的更早。虽然有机会离开一个幼小的婴儿，回到了成年人间的互动，可能是一种福气，但这也可能意味着巨大的损失，因为宝宝要在日托所迈出人生中的第一步！生活不可避免地把你和孩子在一起的时间缩短到几小时，这可以用"远远不够"来形容。

尽管频繁的夜间喂食会让家长极度疲劳，但一些大一点的婴儿的父母却不愿意在这种疲劳的时候停止夜间喂食，因为这些夜间喂食以其独特的方式代表着宝贵的拥抱时光，甜蜜又美好。

有时候，养育孩子就像是一场竞赛，有明确的赢家和输家，赢家会自豪地宣称他们的孩子"彻夜安睡"。我们会由于家人和邻居善意地询问"他睡得好吗？"而感到有义务为夜间断奶而努力。

事实是，如果你喜欢夜间喂食，并能够获得充足的睡眠，你就没有必要戒掉它。晚上给婴儿喂食本身并没有错。申请大学时也不会有人问他"你几岁才开始整夜安睡？"。戒掉夜间喂食的唯一原因是，你的孩子在生理上不再需要，对你来说也不轻松。

如果这对你来说轻松愉悦的话，那就继续吧！

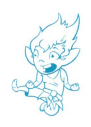

第 10 章　白天良好的小睡是夜晚睡整觉的基石

小林丸测试（Kobayashi Maru）是星际舰队中一个著名的训练测试，对，就是那个星际舰队。《星际迷航》中的星际舰队学员面临着一个指挥决策：一艘民用飞船已经瘫痪，搁浅在了克林贡（Klingon，高度发达的外星种族）和星际联邦交界处的中立区。如果你选择援救这艘船，所有的平民都会获救，但是当地的克林贡战舰会把你炸成碎片；如果你选择不援救这艘船，当地的克林贡战舰会把这艘平民船炸成碎片，你却可以在安全范围内看着，做一个胆小鬼。小林丸测试是一个经典的注定失败的测试（no-win scenario）。

对你们中的一些人来说，宝宝小睡就像小林丸测试一样。但是柯克船长找到了一种方法来赢得小林丸测试，这说明你也可以。

如果你的孩子是一个奥运会级别的小睡者，那你可以随心所欲了。你可以期望他白天小睡，让你拥有无须陪伴孩子的宝贵的自由时间。宝宝休息好了，就不会那么挑剔了，也更容易相处了。正如老话所说"觉生觉"一样，在白天睡得好的宝宝更有可能晚上也睡得好。掌握了小睡，基本上就掌握了婴儿睡眠的法宝。

然而，对许多家长来说，小睡确实是一个难题。婴儿是能够克服小睡的。在白天，睡眠驱动力相对较弱。试图让你的孩子过早或过晚的小睡，都会导致史诗般的小睡大战。短暂的小睡或错过小睡都会让你在接下来的一天里度过一段艰难的时光。在车里无意中打瞌睡 5 分钟，可能会导致之后再也睡不着了，那一天的小睡都会糟糕透了（见图 10.1）。

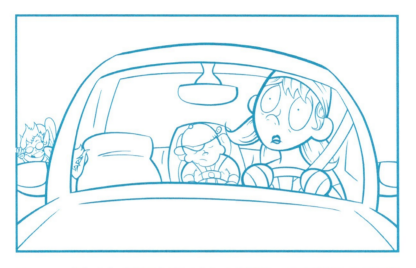

图 10.1　在汽车上小睡不仅影响宝宝夜间睡眠，还可能提高猝死风险

糟糕的小睡，往往会让婴儿越来越疲惫和焦躁，然后让你从入睡时间开始经历一个难熬的夜晚。因此，你可能会感受到成为名满天下的禅宗小睡大师的巨大压力：成功带来的好处是非常多的，但失败的惩罚会使小睡变成一片混乱。

为什么拥有优质的小睡如此之难？

理顺小睡模式很困难，原因有很多。

婴儿的睡眠世界充满了相互矛盾的建议。有一个 5 秒钟的机会让你的宝宝可以轻松入睡并一直熟睡，如果你错过了，那你就是失败的家长，还是一个失败的人。说真的，这样太累人了。

白天的睡眠主要是由婴儿的睡眠驱动力来调节的，他们醒着的时间越长，睡眠驱动力就积攒得越多。很不幸，白天的睡眠驱动力相当微弱，因此婴儿很容易在小睡时间（相对入睡时间而言）放弃小睡。

婴儿的小睡时间是不断变化的。入睡时间一旦固定下来，很多年都不会改变，但小睡是不固定的，你的目标是一个移动的靶子。

婴儿也会反抗入睡。生活很精彩，但小睡不是。在我们这个星球的生命史上，从来没有哪个孩子说过："叠杯子游戏令人着迷，但我现在想去一个安静黑暗的房间，在婴儿床上度过一段属于我自己的时光。"

小睡很容易因受到干扰而中断。旅行、检查、出牙、生病、车上打盹儿，甚至因为玩得特别开心而错过小睡，这些都会破坏你精心安排的小睡计划。

所以获得并保持良好的小睡是很难的，但这是可以做到的，你只是需要一点时间、信心和决心。

0~5 岁各个年龄段的小睡概况

你的孩子应该小睡几次？应该睡多久？你邻居的孩子每天要小睡两次，每次 3 小时，你的孩子也应该这样吗？

小睡模式在很大程度上也取决于年龄，所以让我们来分析一下。

新生儿小睡：0 ~ 3 个月大

在最初的几周，小睡有点像在碰运气。你的新生儿可能会小睡 10 分钟，然后清醒 4 个小时。之后，他可能小睡 4 个小时，清醒 45 分钟，然后再小睡 2 个小时。所以，很难确定一个新生儿的标准小睡时间表，因为没有所谓的"标准"。新生儿可能会小睡 10 分钟或长达 4 个小时，这都很正常。

新生儿几乎可以在任何地方睡着。虽然你 6 个月大的宝宝只能在家里的特定环境下睡着，如白噪声、小睡前的习惯活动等，但你的新生儿却很好携带，而这正是利用这一优势走出家门的大好时机。

你的重点任务是使用辅助工具，不要让宝宝在两次小睡之间清醒得太久。如果你觉得自己精力充沛，想要尝试在宝宝清醒时把他放下小睡，那就去做吧。如果这个想法让你害怕，脸色发白，那就不要费神去做了，起码现在不要。

3 ~ 6 个月大的小睡

你的宝宝到 3 个月大的时候，应该不会那么焦躁了，行为也更容易预料。

一些 3 个月大的孩子会很自然地建立一个相对可预估的规律的小睡和入睡时间表。还有一些婴儿睡眠时间很不稳定，有时小睡时间长，有时小睡时间短，导致入睡时间难以预估，在这个年龄段，小睡会很多变。稳固的小睡是孩子发育的里程碑，这涉及大脑的化学物质和建立更成熟的睡眠周期。你不能在孩子的睡眠规律建立好之前，放任他们小睡得又长又沉。

在宝宝 3 个月大时是让他掌握小睡的理想时间，理由如下：

> 🌙 从孩子出生到你身体恢复正常，你有几个月的时间去掌握基本的喂食技巧和婴儿护理技能。你可能还没有意识到这一点，但你已经是一个正式的婴儿专家了。恭喜你！
>
> 🌙 你的宝宝已经不再是新生儿了，他现在处于婴儿阶段。宝宝不那么焦躁了，睡眠和睡醒周期有点规律了，并且已经习惯于一种可预估的喂食模式。

> ☽ 你的婴儿睡眠宝库里还有很多可用于安抚的工具。
>
> ☽ 你的孩子在客体永久性和分离焦虑方面还没有产生实质性的问题。
>
> ☽ 你的孩子可能还没有出牙。

尽可能多地使用适合孩子年龄的安抚方式，确保宝宝不会醒得太久。如果宝宝每天都在同一个黑暗、安全的地方小睡，那现在小睡会更成功。到现在为止，你也应该致力于让他培养一个简短可持续的 10 ~ 15 分钟的小睡前习惯了。

这是一个训练宝宝自主入睡的好时机。不要，或者明显减少让孩子在你的腿上、胸前、婴儿背带里小睡。当然，你偶尔也可以享受一下抱着宝宝小睡的感觉。但是，你现在该努力避免宝宝将来出现严重的小睡问题。

6 ~ 9 个月大的小睡

婴儿前 6 个月的小睡时间通常是多变的。一些婴儿会早早地进入长时间的小睡，但很多婴儿仍然只睡一小会儿（40 ~ 50 分钟）。然而，在宝宝 6 ~ 9 个月大时，这 45 分钟的小睡应该延长到更长的 1.5 小时。如果还有第三次小睡的话，那时间通常是 15 ~ 20 分钟。

大多数 6 ~ 9 个月大的婴儿每天都要小睡 3 次，尽管一些特别有天赋的小睡者可能已经减少到 2 次了。其他婴儿仍然只会小睡一会儿，因此绝对需要 3 次。还有一些婴儿需要第三次小睡，但不会轻易入睡，造成入睡前清醒时间过长。因此，在这个年龄段，经常会出现很多"特别"活动，比如：戴睡帽、通过使用婴儿背带或婴儿车散步强迫第三次小睡、在小睡特别差的日子里调整入睡时间，等等。

如果到目前为止，孩子的小睡还有点不太稳定的话，家长可能在孩子这个年龄段就开始崩溃了。**对于许多家长来说，这段时间的小睡很具有挑战性，原因如下：**

> 🌙 大一点的宝宝很忙。宝宝会忙着爬、站或抓猫尾巴玩而不愿小睡。
>
> 🌙 分离焦虑巅峰期。当你离开房间去擤鼻涕，宝宝就会开始抓狂。宝宝最不想做的事就是在小睡的时候与你分开，因而小睡大战接踵而至。
>
> 🌙 客体永久性在你身上爆发。如果你 6～9 个月大的宝宝没有在小睡时自主入睡，那你就进入了可能发生糟糕小睡的危险区域。

孩子到了这个年龄，你应该已经帮他建立了一个良好的小睡前习惯，并且小睡通常应该每天在同一个地方进行。这意味着出门有点难，而且有时间玩耍通常意味着少一次小睡。你必须决定哪种情况对家庭和谐更为重要：一般来说，尽量不要减少太多的小睡，除非你感觉自己像《闪灵》中的杰克·尼科尔森（Jack Nicholson）[①]一样，那样的话就赶紧去最近的咖啡店吧，赶紧地。

你 6～9 个月大的宝宝需要在没有你帮助的情况下在小睡时间入睡。我知道，我一直在唠叨这个！你想寻找一些更简单的方法来避免这一步，但你现在还不能。

9～12 个月大的小睡

大多数 9～12 个月大的婴儿都很乐意每天进行两个小时或更长时间的小睡。这并不是说你的大一点的宝宝不会再去反抗小睡，也不是说你快学会走路的宝宝不会因为忙于站立、爬行甚至走路，而不愿去做小睡这样

---

① 电影中主角因长时间待在一个地方而变得疯狂。

无聊的事情。只是希望你的宝宝能形成一个良好的小睡模式。如果还没有实现，请稍等，我们很快就会解决小睡问题。

运气好的话，宝宝的小睡现在已经像是一部运转良好的机器了。小睡应该按照一个相对可预估和一致的时间表进行，而且主要是在家里小睡。"习惯女神"会用更长的小睡来回报你的奉献，或者至少不进一步打击你。所以，你需要的就是继续做你正在做的事！

12 ~ 18 个月大的小睡

1 岁大的幼儿精力充沛，在 12 ~ 18 个月之间，只会小睡一次。孩子有时会在小睡时反抗你。现在是你一直坚持实施一致的计划得到回报的时候了，但蹒跚学步的幼儿不会很好地过渡到正常小睡状态。

留意你的孩子是否有准备放弃小睡的迹象（稍后会详细介绍）。使用20 分钟或更长的小睡前习惯，来帮助你的孩子从玩耍时间过渡到睡眠。室外明亮的光线对你没有任何帮助，所以要考虑把小睡前的活动放在室内进行。很多幼儿的父母会在宝宝小睡时停止使用白噪声，其实，如果白噪声有帮助的话，没必要停止使用。

18 个月 ~ 3 岁大的小睡

绝大多数宝宝在 3 岁时还需要小睡，所以当你未满 3 岁的孩子试图让你相信他们已经准备好不再小睡时，不要急于相信。许多这个年龄段的孩子会暂时抵制小睡，之后又回到愉快的小睡模式。他们很狡猾。不过也有些孩子确实在 3 岁以后就不再需要小睡了。

一般来说，3 岁的孩子不想做的事情太多了，比如穿鞋、分享玩具、吃任何不是饼干的东西，不要让这些轻易地影响到小睡。把计划坚持到底，养成习惯一致性，坚守承诺和决心，都是很有帮助的，就是要这样。

3 ~ 5 岁大的小睡

一些幸运父母的孩子一直到幼儿园结束前都会小睡，但大多数孩子早在那之前就已经停止小睡了。虽然有一个不小睡的孩子可以让你的日程得到解放，但这也意味着你不再有午休的时间了。为你即将离去的小睡时间干杯，并与它愉快地告别！

飞升小睡天堂有 3 招：安抚、小睡活动、找准时机

说到孩子，你关心的大部分事情都处在你控制不了的范围内，有时候，即使你做了"所有正确的事情"，小睡也会很糟糕。**你有 3 种非常有效且独特的方法，我称之为"小睡天堂的玉律"：**

❶ **给你的孩子尽可能多的符合年龄的安抚，也就是使用辅助工具。**让你 4 周大的宝宝清醒地在婴儿床上躺下是几乎不可能的。你 14 个月大的宝宝既不应该在你的胸前小睡，也不应该在健身球上颠着入睡。这里关键词是"符合年龄"。

❷ **每次小睡前都要进行相同的小睡活动。**不需要一个精心策划的 60 分钟的活动。但你需要更多的时间让宝宝从游戏状态过渡到："好吧，该小睡了。上床去睡吧，我的朋友！"

❸ **时机就是一切。**如果开始得太早，你的孩子不但不会感到累，反而会对你感到厌烦。如果等太久，你那暴躁的、过度疲劳的宝宝会无法轻易入睡，但除了继续努力别无他法。

让我们把这些方法细分一下，帮助你让宝宝从现在的非常短的、来之不易的、每天不一致的小睡状态过渡到你想要的小睡天堂状态。

符合年龄的安抚

睡眠的生理冲动在小睡时不如在入睡时那么强烈。另外，你的宝宝想和你一起玩耍，是因为和你一起让他感到很愉快。因此，你需要温和地说服你的孩子暂时放弃他迷人的陪伴者，但不要借助强大的生物优势。

第5章讨论的婴儿睡眠辅助工具是你鼓励孩子健康小睡的盟友。很多人都渴望尽快断掉辅助工具，好像他能得到一张免费的星巴克礼品卡一样，就因为他是街区里第一个拥有了无须任何安抚工具就能入睡的孩子的人。据我和星巴克所知，事实并非如此。

你的宝宝在小睡时，可能需要得到比入睡时更多的安抚。不要担心宝宝的小睡方式和晚上入睡时的方式是否一致，如果小睡时和入睡时不一样，也没关系，"习惯女神"不会因此惩罚你！

相同的小睡活动：习惯一致性

小睡的"习惯一致性"到底是什么意思？

> 🌙 大多数情况下，你的孩子要在相同地点进行他习惯的小睡活动后再小睡。
>
> 🌙 你可以利用一组小睡提示（白噪声、襁褓、依恋物等）对付所有小睡。
>
> 🌙 对于较大的婴儿，每天都要在同一时间小睡。
>
> 🌙 不能跳过小睡。

　　保持一致的习惯要求你根据孩子的小睡时间表来安排你的整个生活，即使能做到，有时也会带来不便。

　　从孩子 2 个月大开始，你要有一致的小睡前习惯。10 ~ 15 分钟安静放松的活动就足够了，但你在每次小睡前做的一系列活动要一致才行。

　　大多数婴儿，当然也包括大多数大一点的孩子，都很难适应过渡期。对一个 1 岁的孩子来说，把他从游戏中猛地拽出来，然后塞进一个黑暗的婴儿床里是很困难的。小睡前习惯活动有助于为你的孩子创造空间，让他成功地从玩耍过渡到睡眠。

　　在一个平静、黑暗、安全、固定的地方小睡是成功的另一个重要基础。当你的孩子开始熟悉他们睡觉的地方的环境、景象和声音时，这个地方就成为一个强有力的睡眠暗示。任何一个曾经带着孩子旅行的人都可以证明，大多数孩子在新的地方难以小睡。一旦他们不再是新生儿，在家小睡将会变得至关重要。一个理想的目标是让你的孩子在同一个地方小睡，进行相同的习惯活动，并且 80% 的时间里都有睡眠联想存在。

时机就是一切

　　时机是小睡成功的关键，这也是婴儿睡眠中最令人沮丧的因素之一。

　　人们一直认为，小睡有一个"神奇的入睡时机"：如果你处在正确的时间，你的宝宝很容易就能一声不吭地入睡，但如果错过了"神奇的入睡时机"，哪怕只有几分钟，你都会完蛋。这有两个主要原因：

> ☽ 一个清醒时间不够长的婴儿，不会产生足够的睡眠驱动力来入睡。
>
> ☽ 清醒时间太长的婴儿会欠下睡眠债，这会产生许多负面影响，还会使婴儿难以入睡。

许多父母对无法确定这个神奇的时机而感到沮丧。但问题不在于父母的无能，而在于时机经常不可预知。而且，对一些宝宝来说，即使小睡的时间恰到好处，就算"宝宝很容易在瞌睡时入睡"，也没有回报。

在一个理想的情况下，你可以通过跟随婴儿的脚步来找到这个神奇的时机。当你的宝宝开始打哈欠、变得烦躁不安、揉眼睛、眼神看起来不集中、停止眼神交流的时候，就是该小睡了。但是，跟随宝宝的脚步很少是直截了当的，因为有些婴儿不会很好地给出睡眠信号，或者他们会在已经过于疲劳时才发出睡眠信号。所以在宝宝开始烦躁和揉眼睛的时候才开始你15分钟的小睡习惯就太晚了。

如果你发现你的宝宝也有这种情况，与其寻找线索，不如关注他们醒了多久。事实上，我发现在通常情况下，确认醒着的时长比遵循睡眠信号暗示更直接有效，更不容易出错。

清醒时长测定法

根据孩子的清醒时间来计算他们应该小睡的时间：

🌙 你的孩子在两次小睡之间清醒的时间不会太久。

🌙 你的孩子在两次小睡之间清醒的时间足够长，从而积累了足够的睡眠债。

🌙 你的小睡时间表足够灵活，可以很好地适应小睡持续时间的高度变化。

理想的清醒时长会因婴儿的不同而不同，但这里的图表（见表10.1）提供了一些通用原则。可以把这个图表作为试金石，但要根据你对孩子的观察来调整时间。

如表 10.1 所示，小睡的最佳时间是一个移动的靶子，随着年龄的增长，婴儿可以保持更长的清醒时间，因此要准备好定期重新评估宝宝的小睡时间。

表 10.1　清醒时间表

年龄	清醒时间	小睡持续时间	每天小睡次数
出生~ 6 周	30 分钟 ~ 1 小时	15 分钟 ~ 4 小时	4 ~ 8
6 周~ 3 个月	45 分钟 ~ 1 小时 45 分钟	30 分钟 ~ 2 小时	3 ~ 5
4 个月	1 ~ 2 小时	30 分钟 ~ 2 小时	3 ~ 4
5 个月	1 小时 15 分钟 ~ 2 小时 30 分钟	30 分钟 ~ 2 小时	3
6 个月	1 小时 30 分钟 ~ 3 小时	45 分钟 ~ 2 小时	3
7 个月	1 小时 45 分钟 ~ 3 小时 30 分钟	45 分钟 ~ 2 小时	2 ~ 3
8 个月	2 ~ 3 小时 30 分钟	1 ~ 2 小时	2 ~ 3
9 ~ 12 个月	2 ~ 4 小时	1 ~ 2 小时	2
12 ~ 13 个月	5 ~ 6 小时（如果只有 1 次小睡）	1 ~ 3 小时	1 ~ 2
18 个月~ 结束小睡	3 ~ 4 小时（如果有 2 次小睡）	1 ~ 3 小时	0 ~ 1

"自然小睡" VS "定时小睡"

当你的宝宝还小的时候（一般在 6 个月以下），小睡时间会无法固定下来。不过，随着宝宝年龄的增长，事情会变得更加规律：宝宝每天都会在同一时间醒来，小睡时间也会变得更加一致，入睡时间也会固定在每天的同一时间。

随着宝宝的睡眠变得更容易预测（通常在 4 ~ 9 个月大），你可以帮他从自然小睡过渡到定时小睡。"定时小睡"就是它的字面意思：每天在特定的时间小睡。有一致的定时小睡时间表，可以减少你计划小睡需要耗费的心力，并为你孩子的睡眠和清醒模式创造一个可预测的节奏。

从自然小睡到定时小睡的转换通常是一个渐进的过程，无须你的参与。睡眠时间表的可预见性始于一个固定的入睡时间，这通常会让宝宝在早晨的固定时间醒来，这反过来又为第一次小睡按时发生创造了机会。如果你的孩子通常在早上 6 点醒来，并且可以舒服地保持 2 个小时的清醒，直到第一次小睡的到来，你就可以把第一次小睡限定在早上 8 点。

第一次小睡通常是首次可预测时长的小睡。当这种情况发生时，你会有"定时"的第二次小睡。继续我们的例子，如果你的孩子总是在上午 10 点从第一次小睡中醒来，并且需要在第二次小睡前清醒 3 个小时，那么你可以锁定在下午 1 点，让孩子进行第二次小睡。

家长们常常会问："我们什么时候该改成定时小睡呢？"

答："当你有理由去做的时候。"

大多数父母都非常渴望知道一天中会发生什么，所以在适当的时候，有意识地让宝宝"定时小睡"是一个很好的目标，既能取悦"习惯女神"，又能保持自己行事有条理。

睡眠时间表

当你极度缺乏睡眠时，你的大脑就会停止有效工作，像计算和批判性思维这样的更高级别的功能，变得像微积分一样具有挑战性。长期缺乏睡眠的父母喜欢具体的婴儿睡眠时间表，这不足为奇，因为这些时间表不需要他们计算或者做出决策。但我想提醒你，睡眠时间表并不像你希望的那样具体和容易……

新生儿的睡眠像是一只反复无常的蜂鸟，这一次小睡可能是 30 分钟，下一次也可能是 3 个小时。**试图把一个年幼婴儿的睡眠硬塞进一个固定的时间表，会产生混乱，原因如下：**

❶ 小睡时间的变化会破坏你努力固定的时间表。

❷ 年幼的婴儿特别容易出现"醒得太久或太快"的问题。如果你选择了错误的睡眠时间表，很容易在无意中导致宝宝因为醒得太久或清醒时间不够而睡不好觉。

❸ 你的宝宝保持清醒的时间在不断增加，这意味着今天有效的时间表可能在下周就不起作用了。一个抗拒小睡的婴儿可能只是在使用一个不适合他的时间表。

以流行的"2-3-4 时间表"为例，婴儿在第一次小睡前清醒 2 个小时，在第二次小睡前清醒 3 个小时，在入睡前清醒 4 个小时。如果你有一个 9 ~ 12 个月大的宝宝，那这是一个很伟大的时间表。但如果试图在宝宝 4 个月大之前实施"2-3-4 时间表"，结果就会变得一团糟，这会让你的宝宝保持清醒的时间远远超过他们所能承受的范围。

同样，有些方法提倡让婴儿在白天每 90 分钟小睡一次。这对你 4 个月大的孩子来说非常有效，因为他已经发育到了可以在两次小睡之间保持约 90 分钟清醒的阶段。但这会让新生儿清醒得太久，也会让大一点的婴儿觉得懊恼，因为他们不会这么快就准备睡觉。

我并不是说时间表本身不好，但对于那些小睡时间不可预测的宝宝来说，按时间表小睡很有挑战性。应确保你在宝宝正确的年龄段使用了正确的时间表，你快速变化的宝宝可能会在转眼间长到不适用当前的时间表。

如果你能跟随孩子的脚步，让孩子形成自己的、可以预测的小睡时间，他们会告诉你他们的时间表是什么，而不是制定一个预设的时间表，试图让孩子去适应它。

小睡天堂的三大玉律对所有的婴儿都适用。不过，如果你昨天才生了孩子，刚从医院回来 5 分钟，你可以放松一下，你还有一个为期两周的"我刚生了个孩子"的借口，可以让你违背小睡天堂的三大玉律，随意而为。

飞升小睡天堂第 4 招：宝宝自主入睡

小睡天堂的第四大玉律是，在大约 4 ~ 6 个月大的时候，你的宝宝必须学会自主入睡，如果你读了整本书，就不会对此感到吃惊，但有些人会把这部分跳过去，那么这件事就比较新鲜了。如果没有遵守小睡天堂这第四大万能玉律，就会导致小睡过短问题和持续的小睡大战。

教你的孩子在小睡时自主入睡，这是你为人父母第一年里会面临的第二大挑战。第一大挑战，当然是让肚子中的宝宝长大然后生出来。而应对第二大挑战的关键是，你要努力把还清醒着的宝宝放下，并让他们自己入睡。第 4 章中讨论的所有事情都适用于小睡，安抚、习惯一致性和时机都很重要，当你的孩子长到 4 ~ 6 个月大的时候，就必须重视自主入睡。

令人沮丧的是，已经学会如何在入睡时间睡觉的孩子，却无法将这些知识应用到小睡上。你可能在想，"这可真要命啊！"。我无法给出一个让你信服的科学解释，但确实，婴儿需要学习两次自主入睡。

当然，可以由此得出一个令人高兴的推论：在小睡时间摇晃、喂食、抱着入睡不会与入睡时的活动混淆。小睡用的是一种方法，入睡用的是另外一种方法，这不会激起"习惯女神"的怒火。

如何在小睡时把清醒着的孩子放下来

你可以翻回到第 6 章睡眠辅助计划和第 7 章自主入睡学习计划，这两种方法对我来说都很适用。

使用睡眠辅助计划或自主入睡学习计划的小睡能否成功，完全取决于前三条小睡玉律。试图在不遵守这三条的情况下，教孩子在小睡时自主入睡，简直是天方夜谭。

此外，你可能会想在成功建立入睡时的自主入睡后，设法解决小睡问题。为什么这么说呢？

在入睡时养成自主入睡习惯比在小睡时容易得多。你可能会犯错误，也会遇到习惯不一致等情况，可最终还是会有一个成功的结果，但小睡会更有挑战性。让我们先处理简单的事情，这样可以增强你的信心，并坚定地建立起这样的信念：是的，这是一件可以做到的事情。

入睡时自主入睡可以让所有人都拥有更好的夜间睡眠。当你和孩子都休息得很好时，你们就会在小睡时的自主入睡上取得更大的成功。

想在短时间内培养出独立小睡的习惯，往往会造成糟糕的小睡。糟糕的小睡加上短暂或零碎的夜间睡眠，会让你的孩子背上巨大的睡眠债，这与你培养孩子健康睡眠习惯的目标背道而驰。在入睡时培养健康的睡眠习惯有助于减少因糟糕的小睡而产生的债务。

如果你已经掌握了前三个玉律，并且你的孩子有自信在入睡时自主入睡，那么是时候开始你的小睡大师计划了！

你的小睡大师计划

第 1 步：选择你可以坚持的睡眠辅助计划或自主入睡学习计划。

> 🌙 如果在入睡时，你已经使用过一种睡眠辅助方法并取得了成功，那么就在小睡时以同样的方法开始。
>
> 🌙 如果你发现你试图使用入睡时的睡眠辅助方法，却让事情变得一团糟时，你可以跳过它们，去实行自主入睡学习计划。
>
> 🌙 如果你是直接在入睡时实行自主入睡学习计划，那你可以在小睡时继续实行自主入睡学习计划，或者考虑从睡眠辅助方法中的一种开始。

我通常更喜欢一开始就用其中一种睡眠辅助方法来解决小睡问题。培养小睡时的自主入睡比培养入睡时的入睡更难，因为小睡时的睡眠驱动力相对较弱，你的孩子很可能要花更长的时间才能掌握。

不管是使用睡眠辅助计划还是自主入睡学习计划，你都应该预料到，完全培养起宝宝小睡时的自主入睡习惯会需要很多天或几周才行。虽然事情通常会出人意料地顺利，但你的小睡自主入睡学习计划也可能会让孩子连续数周哭泣。

所以，如果你有其他可能会奏效的睡眠辅助计划，一定要首先尝试那些计划。你觉得你 3 个月大的孩子已经大到不能在摇椅上小睡了？从朋友那里借一个试试，万一有效呢。你婆婆要来探望你一个月？那些父母以外的人更容易让婴儿入睡，试着让孩子的奶奶参与进来，看看会发生什么。

但如果你什么都试过了，却毫无结果呢？或者你要回去工作，你 9 个月大的孩子只在你的胸脯上睡觉，而日托阿姨拒绝提供这项服务呢？或者你发现以前的方法不再奏效呢？那就从自主入睡学习计划开始吧。

你可以从任意一种睡眠辅助方法开始，稍后切换到自主入睡学习计划。然而，如果你是用自主入睡学习计划开始小睡计划的，你就必须坚持下去。

第 2 步：下决心坚持你的新计划至少 5 天。要想知道你的新计划是否有效，需要好几天的时间。从一天的第一次小睡开始，用你坚持使用的自主入睡学习计划或睡眠辅助方法，持续 1 个小时。

让你的孩子一直睡到这场小睡正常醒来的时间，但也不要让宝宝睡太久，否则他们就没有理由准备好下一次的小睡了。如果你的 9 个月大的宝宝上午 11 点还在睡觉，而宝宝通常在下午 2 点进行第二次小睡，那你就需要叫醒宝宝，让他按时间表睡觉。

如果宝宝在醒来前只睡了一小会但超过 20 分钟，那么小睡也算结束了。有时，父母会觉得小睡时间太短，试图延长小睡时间。实际上，短暂的小睡总比不小睡好：短暂小睡就是胜利！

如果你的宝宝在 1 小时后还没睡着，那么小睡时间就过了，没关系，继续你的一天，直到时间表上列出的下一次小睡到来。即使是 5 分钟的哺乳或喂食，也会使你的小睡计划前功尽弃。如果他们开始要睡着了，你可能得需要挠挠孩子的小脚丫，脱掉他们的睡衣等。要尽你所能，想尽一切办法，确保孩子在下次小睡之前不会睡着。

如果你的孩子每天小睡两次，第二次小睡时重复这个过程。

如果你的孩子每天仍小睡三次，你可以在第三次小睡时稍微偏离这个过程一点。如果第一次小睡和第二次小睡的结果令人鼓舞，那么第三次小睡时继续进行这一过程，但是，如果前两次小睡有点累人，那么第三次小睡最好是在婴儿车里、汽车上，或者婴儿背带里进行。

尽管如此，在第三次小睡发生时，稍微放松一点是可以的，但千万不要使用你正在试图要戒掉的方法，如果你的宝宝只会躺在你的胸脯上小睡，那也不要让宝宝在进行第三次小睡时睡在你的胸脯上，也不能使用婴儿背带；如果你的宝宝只在哺乳时睡觉，那也不要在第三次小睡时哺乳入睡。

有些婴儿出生第一天就会哭很长时间，很少甚至不睡觉。你可能会感到疲惫不堪，压力巨大。一般来说，你希望每天的入睡都发生在同一时间，在这种情况下，将入睡时间提前 30 ～ 60 分钟通常是明智的。

对于一些婴儿来说，艰难的小睡还会继续。大多数婴儿会在几天内开始顺利入睡，但一些特别倔强的婴儿会在几周内持续地反抗小睡。

> 🌙 弱睡眠驱动力 + 强的睡眠习惯 + 改变 = 大量时间

你每次让孩子以新的方式练习小睡时，都是在强化孩子以新方式小睡的能力，同时削弱以旧方式小睡的倾向。不要再回到老方法。

第 3 步：评估你的进展。在你 5 ～ 7 天的尝试中，详细记录每次小睡都发生了什么。

以下迹象表明你走的路是正确的：

> 🌙 与最开始时相比，你的孩子需要更少的轻拍、查看或哭泣就可以
> 入睡。我们不是在追求完美，而是一种从多到少的趋势。
>
> 🌙 小睡时间比最开始的时间长。不要与你开始计划前的情况相比，
> 要与采取新方法后的第一天相比。
>
> 🌙 你的孩子现在可以自主入睡。考虑到你小睡计划的起点，宝宝的
> 任何一次独立的小睡都应该被视为积极的信号！

现在别太害怕小睡，宝宝的任何一次自主入睡都是一项巨大的成就，你的孩子做了他们以前做不到的事情！**以下迹象表明你的计划没有奏效：**

🌙 你的孩子整整一周都没有小睡。

🌙 你的直觉告诉你，你一直在进行的方法不适合你或你的孩子。

但现实是如果你已经认真遵守了前三大小睡玉律，那么无论你选择了哪一种睡眠辅助方法或自主入睡学习计划，宝宝都应该正常小睡。有可能你把事情做得很完美，但你的孩子整整 7 天仍然拒绝小睡。

这可能是一种迹象，表明你正在使用的睡眠辅助方法不适合你的孩子，或者你没有持续足够长的时间。你认为这是怎么回事呢？

如果你选择的是实行自主入睡学习计划，那么发生这种情况可能是因为你的孩子需要更多的时间，孩子们可能而且确实会反抗小睡。把孩子放在一个安静且安全的地方，尽可能多地安抚他，这时孩子完全能准备好小睡，但剩下的就看他的意愿了。大多数孩子会在 7 天内解决问题。还有一些孩子需要更长的时间。

一旦你开始走上自主入睡学习计划的道路，你就得坚持下去。在你开始之前，你和你的伴侣需要清楚地知道哺乳、喂食入睡、同床睡、摇晃入睡、使用安抚奶嘴已经不在小睡的列表里了，要彻底停止使用这些方法，即使宝宝入睡花的时间比你想象的要长。

小睡不到半小时就醒来

如果你的宝宝已经 6 个月或者更大，已经实现了自主入睡，而你的孩子小睡仍然不能超过 35 分钟，那该怎么办呢？

可能是你的孩子已经习惯了短时间的小睡，但是习惯并不是一成不变的，你可以改变它们。

有两种方法可以打破宝宝小睡过短的习惯。

方法1：扰乱睡眠周期。小睡时间通常是可以精确预测的，你能准确地知道你的孩子什么时候会醒来。你现在要在孩子正常醒来前，提前5～10分钟叫醒他。当你的孩子还在婴儿床上的时候，轻轻地推他，程度虽然不足以让孩子站在那里等你把他抱起来，但足以让孩子的眼睛颤动。这通常会扰乱宝宝的睡眠或清醒模式，使他们重新进入深度睡眠状态。继续这个模式5～7天，之后你的孩子应该会习惯新的、更长的小睡模式。

人们之所以不愿意采取这种策略，是因为他们担心，把孩子稍微吵醒一小会儿，会使小睡的时间变得更短。但这通常是非常有效的，最坏的情况是，你不小心把他们彻底叫醒了，但这也只不过是让本来就短的小睡时间缩短了几分钟。

方法2：厌倦睡眠。短暂的小睡过后很难再次入睡，即使是迷你的小睡也会减少孩子累积的睡眠驱动力。如果另一种选择是"和爸爸或妈妈一起玩"，那就更难了。你是孩子的最爱，这是一件好事，证明你们之间有紧密关系，可以适当地刺激和回应孩子的需求，毕竟你是宝宝名副其实的快乐源泉。但缺点是，你的孩子很乐意放弃睡眠来享受你迷人的陪伴。

所以你可能想尝试一次，让你的孩子在一个极短的小睡（不到30分钟）后重新入睡。让孩子独自待在安静、黑暗、安全的睡眠环境中，这个环境应该十分无聊。理想的情况是，因为这太无聊了，孩子重新入睡了。

你要等多久取决于你自己，但我鼓励你至少等15～30分钟。如果你的孩子抱怨了20分钟，然后又睡了30分钟，就是成功了。如果你的孩子连续几周在每次小睡后都要抱怨整整30分钟，你可以欣然承认失败了。

这只适用于一天中的前两次小睡，第三次小睡通常来说都很短，但要注意，当孩子从第三次小睡中醒来的时候，要立即让他起床。最后，要有信心，相信你的孩子最终会找到办法睡得更久，否则就得送他上幼儿园。肯定会出现某一种情况，也可能两种都会出现。

孩子减少了一次小睡时

很有可能，你的孩子正准备减少一次小睡。婴儿可能会在这一天需要小睡，并美美地小睡了一觉，但第二天又不需要了。有时这种转变是不稳定的。你也很难推断你的孩子是否准备好减少一次小睡，或者你可能只是在面临着成千上万的其他困扰小睡时间的琐碎问题之一，如睡眠倒退、疾病、月相等。减少小睡基本上是在一个可预见的时间表内进行的。

小睡减少的时间表

❶ **3 ~ 6 个月大。**新生儿通常每天要小睡 6 ~ 8 次，但到 3 个月大时，你的宝宝应该已经养成了每天小睡 3 ~ 4 次的习惯。到了 4 ~ 6 个月大，就只剩下三次小睡了。通常，这无伤大雅，实际上，也是一件皆大欢喜的事情，因为入睡时间提前了。

❷ **6 ~ 12 个月大。**在这 6 个月的时间里，你的孩子会在某个时候放弃第三次小睡。如果你的宝宝 6 个月大的时候小睡时间很长，可以达到每次 1.5 小时或更长，那么白天只小睡两次就够了。然而，许多婴儿的小睡时间较短，因此需要第三次小睡，直到他们 9 个月大甚至 12 个月大。

经常会出现的情况是，你的宝宝需要第三次小睡，却不会轻易入睡。你可以通过推着婴儿车悠闲地散步来解决这个问题，或者你也可以选择跳过这次小睡。如果第二次小睡睡到很晚或时间很长，长到足以让宝宝在入睡时舒服地入睡，那就可以跳过这次小睡。但是，对于一些宝宝来说，跳过第三次小睡会导致"醒得太久"或"入睡得太早"，因此，轻快的散步通常是更好的选择。

❸ **12～18个月大。**婴儿在 1 岁～18 个月大之间，会从两次小睡减少到一次小睡。会有婴儿提前减少到一次小睡吗？有的，但很少见，不要因为你不到 1 岁的宝宝有几次糟糕的小睡，就以为他们准备好减少到小睡一次了。

从两次小睡过渡到一次小睡可能会拖上几周。许多父母都会被一个 9：00～10：30 第一次小睡但坚决拒绝第二次小睡的学步期幼儿困扰，因为对于一个蹒跚学步的孩子来说，从早上 10：30 一直清醒到晚上 7：30 十分漫长。相反，如果你试图让孩子在下午小睡之前一直保持清醒，孩子很轻易就睡着了。

在这场转变中，不存在什么睡眠炼金术。大多数情况下，你只需要坚持下去，你的孩子只需要快乐地进行一次小睡。

❹ **18个月大～3岁。**大多数孩子在 3 岁时还会小睡。当然，很多 2 岁的孩子就已经不喜欢小睡了，但如果你的孩子还不到 3 岁，他们很可能不想小睡，但仍然需要小睡。

记住孩子们的基本原则：你不能迫使他们吃、睡、拉、撒，但你可以让他们每天都在同一时间待在一个黑暗、舒适、安全、乏味的地方，他们在那里做什么是他们的事，你的职责就是，不要把"不想小睡"和"不需要小睡"混为一谈。

⑤ 3 ~ 5 岁。 大多数孩子在 3 ~ 5 岁之间就完全停止小睡了。一些幸运的父母在孩子上幼儿园前才让他戒掉小睡，但对大多数人来说，宝宝的小睡时代将在他们 3 ~ 4 岁之间结束。相信我，当我告诉你，无论你现在对小睡方面的进展感到多么沮丧，当小睡最终消失时，你会感觉像是跟你最好的朋友说再见。

以下迹象表明，你的孩子可能已经准备好减少到只小睡一次了：

- 🌙 下午或晚上的小睡使婴儿在入睡时很难入睡。
- 🌙 小睡变成了一场战斗。
- 🌙 长时间的小睡变成了短时间的小睡。
- 🌙 上午小睡很好，但宝宝在下午的小睡时间不能入睡或保持沉睡。
- 🌙 上午的小睡时间变短或消失。
- 🌙 不管怎样，孩子都拒绝小睡。
- 🌙 入睡正在变成一场战斗。
- 🌙 你的孩子睡得很好，但会在夜间醒来并长时间保持清醒。
- 🌙 孩子早晨醒来的时间越来越早（如从早上 6：30 变成了早上 6：00，然后是早上 5：30，再然后是早上 5：00）。

成功跨越过渡阶段

也许有几周甚至一个月的时间，你的孩子需要小睡，却坚决拒绝小睡，或者之前长时间的小睡，现在变成了 20 分钟的小睡。**下列方法可能会提供一些帮助能使减少小睡次数这个阶段变得更加顺畅。**

有时，即使是仅打一下瞌睡也足以让人放松下来，让夜晚和入睡变得更愉快。 然而，有时打瞌睡会让事情变得更复杂，即使是短暂地在汽车上小睡也会让你一天的努力白白浪费掉。

当宝宝减少到只小睡一次时，整个睡眠时间表（小睡＋入睡时间）可能都需要临时往前调整。

暂时缩短即将消失的小睡意味着你的孩子在那时候仍能得到一些睡眠，但这不足以妨碍之后很容易或按时间表进行的小睡。

试着让孩子在小睡之后出门。 这会分散你焦躁的孩子的注意力，暴露在明亮的光线下有助于他们体内产生"这是清醒时间"的激素。

一些年龄较大的孩子最好从每天都小睡过渡到隔一天再小睡。

完全脱离小睡阶段的孩子可能需要稍早入睡。

当你的孩子彻底不用小睡时，可以考虑过渡到"安静时间"。你的孩子仍然要一个人待在一个沉闷、昏暗的地方，他们可以玩一些安全的玩具，但这些玩具不能制造任何噪声或发光。"安静时间"一般为 1 个小时，给你的学龄前儿童提供一个有形的暗示通常会有帮助，比如厨房用计时器或旧的无线电闹钟，这样他们就能知道安静时间什么时候结束了。

小睡糟糕的日子

有时候，由于一些你完全无法控制的原因，小睡会变得一团糟。如果你很认真地遵守小睡天堂的四条玉律，那么小睡糟糕的日子将不多见。

但是，即使严格遵守这些玉律，也不能让你完全摆脱偶尔出现的小睡糟糕的日子（见图 10.2 ）。

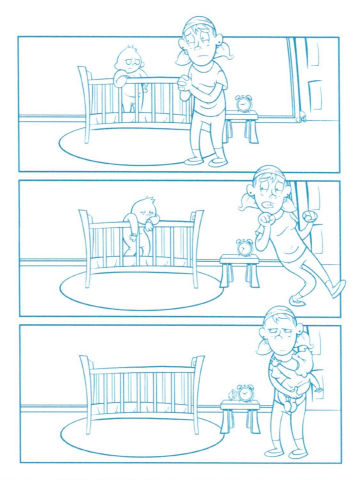

图 10.2　即使严格遵守这些玉律，偶尔也会遇上小睡糟糕的日子

宝宝小睡糟糕有很多可能的原因。

不遵守玉律。最常见的原因：年龄较大的婴儿和幼儿无法自主入睡。

习惯不一致。宝宝有几个月的时间是可以在任何地方，以任何方式睡觉的。然而，在这个时间段过后，你需要接受你内心的小睡纠结。是的，你会因此错过一些有趣的东西，这会让你感到孤独，因为你珍贵的郁金香宝宝只能睡在他的卧室里。现在是小睡时间，而离开美丽的公园和公园里可爱的妈妈们这件事，可一点都不好玩。但是小睡就像锅里的瓦罐：你只能拿出你之前放进去的东西。

出牙。有大量的研究证明，出牙不会影响睡眠。但数以百万计的父母对这一观点表示强烈的不赞同。

分离焦虑。这时你 8 个月大的孩子会一直想和你待在一起。说实话，你对此无能为力。白天喝酒会让你被其他父母排斥，而且你也没有足够的时间放下孩子，调一杯好喝的鸡尾酒。

睡眠不足。任何能大大减少孩子睡眠时间的事情，如疾病、旅行等，都可能导致睡眠不足，从而使他们进入疲劳却无法入睡的恶性循环。

小睡时间太短。早上孩子在回家的路上睡了 3 分钟？这就是原因。

饥饿。这很少会是一个问题，但有时婴儿是按固定时间表进食的，在这个时间表中，孩子的最后一次喂食是在小睡前的一小段时间。如果最后一次喂食和小睡之间隔的时间很长，又或者你的孩子从小睡中醒来时很贪吃，那么饥饿可能是小睡时间短的根本原因。

环境问题。这种情况比较少见，因为大多数父母几乎都痴迷于让孩子的睡眠环境比土耳其温泉浴场还要豪华，但任何让孩子感到不舒服的东西都可能妨碍孩子小睡，比如使人发痒的睡衣、太冷或太热、周围的光线或家里的噪声。

没有小睡前的习惯活动。新生儿不需要帮助就可以从玩耍时间过渡到睡眠时间，但大一点的婴儿需要帮助。

所以，有很多原因会导致糟糕的小睡。但如果你能接受并遵守小睡的玉律，你就已经做了所有自己力所能及的事了。

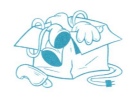

第 11 章　孩子渐渐长大，不再需要睡眠辅助工具

在一段时间里，使用睡眠辅助工具都对你有所裨益。但最终你会不再使用，因为你的孩子会逐渐长大，不再需要它们（见图 11.1）。

所以，我们来讲一讲戒掉睡眠辅助工具的时间、原因和方式。

戒掉安抚奶嘴

戒掉安抚奶嘴的原因

很多宝宝可以愉快地使用安抚奶嘴几个月，甚至几年。有些宝宝只用它来帮助入睡，之后并不需要再含着。有些宝宝很早就学会了如何自己把安抚奶嘴重新塞到嘴里（或吸吮自己的手指）。

有些宝宝会需要用安抚奶嘴来帮助入睡，而且之后整晚都需要你每个小时重新将安抚奶嘴塞回去，通常情况下，这是 4 ~ 8 个月大的宝宝会面临的问题。这意味着，在孩子学会自己塞安抚奶嘴之前，他们的父母将需要起床 4 380 次，就为了重新将安抚奶嘴塞回孩子的嘴里。如果你的生活演变成了每晚的安抚奶嘴大混战，那么是时候戒掉这个东西了。

安抚奶嘴的使用还与慢性耳部感染有关联。如果你的孩子是一个安抚

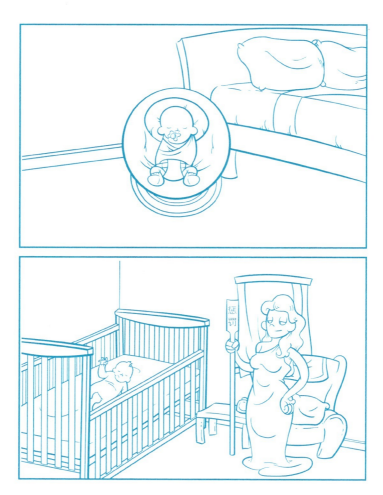

图 11.1　宝宝逐渐长大，不再需要辅助工具就能自主入睡

奶嘴顽固派，且患有慢性耳部感染，那么说什么也要戒掉安抚奶嘴了。

　　即使你的孩子含着安抚奶嘴睡得很好，也请考虑在孩子两岁生日到来之前将其戒掉。有关牙齿护理和安抚奶嘴使用的建议五花八门，但有一些证据显示，在 2 岁以后持续使用安抚奶嘴，可能导致牙齿不整齐和上颚畸形。此外，安抚奶嘴也与龋齿有关。

戒掉安抚奶嘴的时间

最容易戒掉安抚奶嘴的时间在宝宝 4 个月或 5 个月大之前。大部分宝宝在这个阶段还不记事，因此很快就能将喜爱的安抚奶嘴抛诸脑后。如果你已经给自己的宝宝提供了很多睡眠安抚暗示，如襁褓、白噪声、睡前习惯活动等，那么在 4 个月大的时候去掉安抚奶嘴，宝宝几乎注意不到。

但是，如果在 4 个月之前停止使用安抚奶嘴：

> ☾ 你就会错失安抚奶嘴的使用在婴儿猝死综合征风险高发期对婴儿提供的潜在保护（这种风险在 6 个月后会显著降低）；
>
> ☾ 你的武器库会失去一个强有力的工具，它能帮你度过可怕的 4 个月睡眠倒退期；
>
> ☾ 宝宝可能一夜要醒来更多次，小睡时间更短。

而且对于大多数婴儿来说，在 5 个或 6 个月之前摆脱安抚奶嘴可能是最轻松、最不容易出错的选择。我鼓励大家和儿科医生一起，权衡各种戒掉奶嘴潜在的优缺点。

对于患婴儿猝死综合征风险较高的婴儿，如早产儿、暴露于吸烟环境下的婴儿等，我们可能鼓励继续使用安抚奶嘴，直到这段风险期过去。

或者，你可以等到安抚奶嘴导致睡眠严重中断时再进行，这个现象通常在宝宝 6 ~ 8 个月大时开始，但也可能根本不发生。又或者，你可以等到宝宝 2 岁，牙医开始对你摆臭脸的时候再进行。

戒掉安抚奶嘴的方式

让婴儿或学步期幼儿摆脱安抚奶嘴的基本策略有两个。**在你实际摆脱安抚奶嘴之前，最好先打好一定的基础：**

> ☽ 给婴儿许多睡眠联想。如果你平常一直是把安抚奶嘴塞到孩子嘴
> 里，然后直接把他放到床上，那么你教孩子的就是，安抚奶嘴 =
> 睡觉。所以，在你给孩子戒安抚奶嘴之前，务必尽可能多地使用
> 很多适合孩子年龄的替代睡眠暗示，如睡前习惯活动、白噪声等。
>
> ☽ 减少安抚奶嘴在白天的使用时长。

但如果你准备不再使用安抚奶嘴，那么减少在白天使用安抚奶嘴，就会使摆脱它变得容易一点。先是短时间的睡眠不使用安抚奶嘴，同时用很多其他东西，如唱歌、玩耍、出门等来分散孩子失去心爱安抚奶嘴的注意力。逐渐拉长安抚奶嘴的停用时间，直到白天使用时长降至最小值。如果需要在特定的艰难时刻使用安抚奶嘴，那么用一用也没关系。

当你打下坚实的基础后，就可以礼貌地将安抚奶嘴请出门了。

1. **突然戒断**。同理，对婴儿的做法是，入睡时间没有安抚奶嘴，婴儿床上没有安抚奶嘴，晚上也没有安抚奶嘴。当然，他们肯定会掉眼泪，但如果你已经按照本书讨论过的所有睡眠基本原则行事，这个过程一般就不会像你预期的那样有戏剧性。通常，在不用安抚奶嘴的情况下睡一两天，就足以让你的孩子习惯没有安抚奶嘴的睡眠了。有时候，临时把入睡时间延后 15 ~ 20 分钟会有所帮助，这样会让婴儿在入睡时间感到格外困倦。

这绝对是一个值得考虑的方式，但要根据自家孩子的年龄和性格，以及疲倦程度而定。

2. **拔出法**。当然，如果你已经成功实现了这个策略，那么你的孩子就不会开始作怪了！这个方式在第 6 章中有完整详细的说明。

如果你认为这个方式没有带来什么帮助，没关系，"突然戒断法"就是你的退路。

3. **年龄较大的孩子戒安抚奶嘴。**如果你的孩子有 18 个月大或更大，那么有几个有趣的安抚奶嘴戒断法可以供你选择。

在实际戒安抚奶嘴之前，先和孩子谈谈戒安抚奶嘴的原因。你会有惊喜，也会有惊吓。所以要设一个截止期限，也许是 5 天，装作漫不经心地讨论即将过渡到没有安抚奶嘴睡觉的状态，不要大做文章，就在午餐聊天的时候讨论。

如果宝宝不同意也没有关系，你可以采用感同身受的方式。"我知道，我也爱，不过让牙齿长得健康又坚固也很重要！你要有坚固的牙齿才能吃自己喜欢的所有食物。"

不过需要提醒的是，请不要使用"你现在是个大孩子"来支持你的理由。孩子对成为大孩子通常会有一种矛盾心理，甚至有抵触情绪。当你是个小孩的时候，人人都认为你可爱、会送给你吃的。谁会想要放弃这些呢？

在你给孩子戒安抚奶嘴的时候，确保沙发垫后面没有藏着任何安抚奶嘴，如果你的孩子后来发现了一个，就会削弱你精心安排的"祝安抚奶嘴一路顺风"特别仪式的作用。

戒掉婴儿摇椅

对于依赖运动的宝宝来说，摇椅是一个很有用的睡眠工具。但是，孩子最终需要离开摇椅，因为他们会长高，摇椅会装不下，而且让孩子在摇椅上睡觉，是会被他人指责的一件事。

戒掉婴儿摇椅的时间

大多数宝宝需要摇椅的时间很短，而且在 3 个或 4 个月大的时候就会很愉快地睡在婴儿床里。

在婴儿语言翻译软件出现之前，你必须通过测试来判断孩子是否准备好了被放进婴儿床。幸运的是，这种测试很简单，遵循下方指南即可。如果进行得顺利，他们就做好准备了。如果不行就等一周再试一次。

戒掉婴儿摇椅的方式

1. **在宝宝醒着的时候将其放进摇椅**。要让孩子成功摆脱摇椅，需要在孩子醒着的时候将其放进摇椅，让他们在摇椅里睡着。你最好不在孩子的视线范围内，请勿跳过此步骤。

2. **给宝宝很多的睡眠暗示**。宝宝在其他安抚睡眠暗示的陪伴下，在摇椅中入睡，如要在跟往常一样的入睡时间，有愉快的睡前习惯活动、白噪声，可能还有包襁褓。

3. **逐渐降低摇椅摇晃的速度**。将摇椅速度减 1 挡。如果你家宝宝能继续睡得很好，再减 1 挡，直到完全不摇为止。但是，如果你家宝宝在较低速度下难以入睡，将速度调回来。等一周再试一次，上一周没做成功，可能下一周就成功了。

4. **在孩子醒着的时候，将其放进不动的摇椅里**。你的目标是让孩子在不动的摇椅里入睡。

5. **将摇椅挪到婴儿床边**。要让孩子习惯在和婴儿床一样的地方睡觉。

6. **将宝宝放到婴儿床里**。我无法保证宝宝在这个过渡期不哭。有时候，有些宝宝会对这种场景的变换有点不满，但一般情况下都很温和。

戒掉襁褓

给宝宝包襁褓是个很奇妙的事，如果你家宝宝对包襁褓有反应，鼓励你使用。不过最终，还是要将它放手。

戒掉襁褓的原因

1. 你认为宝宝不再需要它了。你最好要测试这一想法，确认它是否站得住脚。但确实，所有宝宝最终都会长大，不再需要包襁褓！

2. 尽管你费了很大的劲，但还是没有办法防止宝宝从襁褓里挣脱出来。一般情况下，比较好的解决方案是，提高自己的包襁褓技术，或者尝试使用别的襁褓毯。但如果你费尽心力地尝试了每一种可能的策略，你们家未来的举重宝宝还是要跑出来，那你可能成功地让他摆脱襁褓了。

3. 宝宝裹着襁褓时，可能会翻身。包襁褓的宝宝脸朝下睡觉不安全，患婴儿猝死综合征的风险高得惊人与此有关。**如果宝宝知道如何包着襁褓翻到俯卧姿势，或者有相近迹象，那么你应该：**

> ☽ 立即停止包襁褓。你绝对不能让宝宝包着襁褓脸朝下睡觉，即使你在旁边看着也不行，绝对不行。
>
> ☽ 考虑将宝宝挪到一个可以仰躺着被固定的地方，让他们无法翻身。如果襁褓是你家孩子睡觉的一个关键工具，而摆脱襁褓的后果对你们双方来说都是一团糟，那你可以继续给宝宝包襁褓，前提条件是，宝宝要睡在一个安全的地方，睡觉时不会翻过去。

对于大多数家庭而言，宝宝翻身或侧身意味着，可以立即且永久性地停止包襁褓。

戒掉襁褓的时间

对于"时间"的问题，答案是，在任何你认为可以的时候，或者他们开始翻身的任何时候。如果你有得选，那么可以考虑将包襁褓维持到宝宝培养起自主入睡习惯时为止。

戒掉襁褓的方式

1. 在入睡时间包襁褓时，留一只手臂在外面。宝宝发现这个新情况后咕哝两声是可以的。不过你希望看到的是，他们能不能像被襁褓完全包起来一样，成功入睡，并保持睡眠状态。如果宝宝一般需要 10 分钟入睡，而现在需要 20 分钟，这也非常好！他们是在寻找在这只手臂可以自由摆动时的入睡方式。但是，如果这个过程很艰难，或者他们经常醒，那么他们可能还没有做好准备。请回到平常的包襁褓习惯，下一周再尝试。

2. 使用一种可调式的过渡襁褓。近几年，市场上出现了一种"过渡襁褓睡袋"的新品类，而且根据父母们的反馈，这类产品极有帮助。这类产品基本上可以让宝宝手臂移动，但又会限制其移动范围，防止手臂打到宝宝的脸，使其清醒过来。不过，这又是一种只能用很短时间的婴儿用品，所以你可能会选择跳过这一种。

3. 停止包襁褓。如果你家宝宝入睡习惯保持得非常好，且能自主入睡，直接不用襁褓可能就是最轻松、最直接的路线。砰，愿望达成！

包襁褓和睡眠辅助计划或自主入睡学习计划

包襁褓通常是在孩子进入自主入睡学习计划时减少其哭闹次数的一种有效工具。但是，生气的宝宝们可能会踢襁褓，不注意还会翻到俯卧姿势，从患婴儿猝死综合征角度的概率来看，这个姿势非常危险。在宝宝的自主入睡学习计划期间，给宝宝包襁褓仅适用于可以将宝宝安全地绑牢，能让他静静睡觉的情况，或者是父母安装的夜视监视器正在工作，能确保宝宝安全仰卧睡觉的情况。

戒掉白噪声

在宝宝 1 岁前使用白噪声，能让大部分宝宝获益。在宝宝 1 岁后，也没有必须停止使用白噪声的原因，不过我很欢迎各位父母这样做。用几天的时间逐渐调小白噪声的音量，直到将其关闭，这样既迅速又不会有痛苦，而且孩子们对房间内普通环境中的噪声也有很好的适应能力。如果偶尔有异常噪声，如垃圾车、狗吠等导致孩子睡眠中断，请用回白噪声。

戒掉睡眠时间管理表

戒掉睡眠时间管理表的时间

简而言之，永远不。

好消息是，随着孩子日渐长大，他们可以忍受偶尔缺一顿小睡或者推迟上床时间的情况。所以如果你推迟 1 个小时的睡觉时间，你 6 个月大的孩子会痛苦不堪，但你 4 岁大的孩子可能完全不会在意。

年龄较大的孩子，如果睡觉习惯不一致，可能引发：

- ☽ 行为问题。
- ☽ 学习成绩不好。
- ☽ 注意缺陷与多动障碍（ADHD）。

所以，只要可行，你就需要给孩子培养建立并维持固定一致的早睡习惯，即使有时候会令人不愉快，即使朋友们不了解你为什么那么固执。

不是每个人都能认识到这个问题的重要性，不过没有关系，你我知道就好，这才是关键。

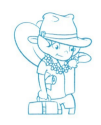

第12章　自主入睡后，宝宝还是睡不好

本章的大部分内容都建立在宝宝已经能够自主入睡的假设之上。如果宝宝正在与睡眠作斗争，且尚未开始自主入睡，请重温第6章和第7章。

睡眠倒退，也是"神奇的飞跃周"

每隔一段时间，宝宝的睡眠就会莫名地变得很糟。同时，宝宝也很容易烦躁不安，这既可能是引起睡眠不足的原因，也可能是睡眠不足所导致的结果。你一直努力维持的正常生活将消失，你会陷入为人父母的绝望，还会疑惑："为什么我们曾认为生孩子是一个很伟大的想法？！"

如果你已经排除了导致宝宝睡眠中断的所有明显原因，那么宝宝可能正面临"睡眠倒退"（sleep regression）的问题。

"睡眠倒退"也称为"生长突增"（growth spurts）、"发育突增"（developmental bursts）或"飞跃周"（wonder weeks）。

其实"倒退"所表达的含义与所发生的事情正好相反。虽然宝宝的行为可能在"倒退"，实际上，他们是在拓展技能和理解力，这种拓展是内在的，无法立即观察到。但"倒退"是一个通用术语，该词由丹麦研究学者范德里特（Vanderijt）与普洛伊（Plooij）首次采用，他们是《神奇的飞跃周》（*Wonder Weeks*）一书的作者，书中写道："这烦心的日子什么时候才是个头？"因此，我们也沿用这种说法。

现在，我们都形成了一种共识：在出生后的前 20 个月里，婴儿的睡眠会以一种大致可预测的轨迹发生倒退，研究表明，至少有一半的婴儿会表现出烦躁不安、睡眠减少、醒觉次数增加、不停地吃奶、放下就哭等症状。但对于有多少个睡眠倒退期或何时出现睡眠倒退还没有明确的共识。不同的研究提出，睡眠倒退期多则 10 个，少则 3 ~ 5 个。在这些时期，40% ~ 60% 的婴儿会出现退化，这也意味着有 40% ~ 60% 的婴儿不会。

你的孩子可能会经历几个倒退期。虽然我们没有强有力的证据来确定它们何时发生，但倒退现象大都出现在宝宝 4 个月、6 个月和 8 ~ 10 个月大的时候。有时也会发生在宝宝 1 岁、18 个月和 2 岁大的时候。

因此，尽管我们很容易把每个难熬的时期都视为倒退期，但大多数婴儿只会经历几次真正的倒退期。**通常情况下，当你发现宝宝连续出现下列症状时，就说明宝宝正在经历睡眠倒退。**

睡眠中断。宝宝小睡时间短，入睡需要很长时间，经常醒来，醒来时大哭，根本不睡等。

开始烦躁不安。也许是由于睡眠不足，也许是由于他们的大脑正在经历大幅度的发育过程，可爱快乐的宝宝会变成一只暴躁黏人的"海星"。

不停吃奶。"倒退"有时被称为"生长突增"，也就是说，尤其是对哺乳期的宝妈而言，你的宝宝需要更多的母乳，因为他们长得越来越大，需要更多的食物。如果你正在哺乳，你可能会发现，你的宝宝像是要永远地粘在你的胸部上一样。至少你感觉是这样，因为你一直在哺乳，几天也会让你觉得很漫长，而奶瓶喂奶的宝宝会吃得更多。虽然这个过程会让你觉得，自己是农场里最悲惨的牛妈妈，但解决办法只有让他们不停地吃。

必须一直抱着。婴儿在倒退期往往很黏人。不再满足于在垫子或婴儿摇椅上玩耍，只想被抱着。注意：如果不清楚状况，不建议在睡眠倒退期结束同床睡。

倒退期平均持续 1 周或 2 周。我不骗你，有时真的很难熬，如果一开始就不坚定，情况更甚。但……

你只需要熬过艰难的 1 周或 2 周，你可以的！

你的宝宝可能需要额外的安抚，你可以重新使用一些已经用过的辅助工具。把在婴儿床上睡觉的宝宝重新放到摇椅上。你也可以再次使用襁褓，只包裹背部就可以。如果辅助工具能够帮助宝宝在睡眠倒退期间少哭多睡，那就充分利用起来吧。这不是一种妥协，而是减少婴儿哭闹的有效措施。

宝宝睡眠倒退只是暂时的，除非你任由情况恶化。有些倒退症状较轻且可控，而另一些则伴随着铺天盖地的烦躁不安和无法入睡，在这种情况下，你可能需要暂时放弃让宝宝自己睡觉，无论是自主入睡还是让他们在自己的床上睡，以便应对睡眠倒退。但如果 1 个月过去了，你还在做这些事情，那么你就陷入了典型的睡眠倒退陷阱，你让暂时的应对策略成了一种新的常态。

令人难过的是，宝宝也不会发出睡眠倒退要结束的信号。有时，不经意间，你就会发现这一切终于结束了，因为你的宝宝有一两天会奇迹般地睡得很多，每个人都会大大地松一口气。而有时，情况只会逐渐改善，因而不易察觉，但一定要注意让宝宝的睡眠回到正轨。

宝宝一直翻身，顾不上睡觉

你的宝宝一直在学习一些惊人的新技能（见图 12.1）。这很棒！但这些新技能通常需要练习。那还有什么时候比小睡和入睡时间更适合练习呢？

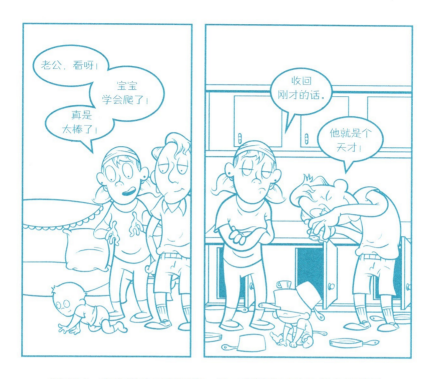

图 12.1　宝宝学会了新技能，展示新技能可比睡觉有趣得多

　　你以为你已经成功地解决了宝宝的睡眠问题，身体健康的宝宝却莫名地开始与入睡时间作斗争，晚上频繁地醒来，或半夜连续好几个小时不睡。这种情况通常会持续数天，直到他们高兴地展示新技能，站立、翻身、爬行、走路，然后又会一觉睡到天亮，就像变魔术一样。

孩子睡觉时总黏着你

　　"分离焦虑症"一词来源于 20 世纪 60 年代的研究结果：当父母准备离开房间时，婴儿会哭闹，或抱住父母不放。当你发现已经 8 个月大的宝宝还撑着你的腿排便时，就说明宝宝有分离焦虑症。

曾经活泼开朗的宝宝，现在只有和你在一起时才会开心。这往往意味着你不能把他们独自留在一个安全的地方，或留给其他熟悉的人看管而丝毫不用担心。虽然没有确凿的证据表明分离焦虑症是什么时候产生的，但有些父母称，这种焦虑大概在出生 6 个月左右开始显现，在 8 到 9 个月左右达到顶峰。因为分离焦虑症会随着宝宝客体永久性的出现而自然发展。

很多父母表示，分离焦虑症的出现会加剧宝宝的睡眠障碍。但目前，鲜少有人研究婴儿睡眠与分离焦虑症之间的关系，而且大多数研究都将焦点放在患有焦虑障碍的大龄儿童身上，而不是普通的婴儿分离焦虑症。

更复杂的情况是，当与客体永久性与相关入睡问题同时出现时，分离焦虑症会加深或达到顶峰。因此，当父母试图让一个没有掌握自主入睡的宝宝入睡时，他会大哭大闹。父母可能会说："不会吧，我们的小宝贝竟然有严重的分离焦虑症！"嗯，可能是吧。但是你的小宝贝肯定不知道怎么入睡，"我对你很生气，我也不知道该怎么睡觉"几乎等同于"我有分离焦虑症"。对许多家庭来说，孩子一旦学会如何自主入睡，之前被归类为分离焦虑症的睡前行为就会像黎明的雾气一样蒸发消散。

选择与宝宝同床睡的人可能会说："看到没有？如果你选择与宝宝同床睡，就不会有这个问题，因为你的宝宝会一直睡得很好。"从某方面讲，他们的想法是正确的：同床睡是应对严重分离焦虑症的一种有效策略。如果你现在与宝宝同床睡，并且你和宝宝都能很快乐，很安心地享受这一过程，你可能会发现，应对分离焦虑症并不难。

但是，大多数家庭并不希望在宝宝 8 个月大的时候就开始采取被动的同床睡策略。此外，同床睡并不是一个良好的短期策略，因为即使是暂时的同床睡，父母也很难全身而退。

如果你的宝宝掌握了自主入睡的方法，但在睡觉的时候拒绝与你分离，就把这当成是赞美：你是特别的，你的孩子想和你在一起！

你可以采取一些策略来减少分离焦虑。

在宝宝小睡或夜间入睡之前，确保有充足的时间帮助宝宝从玩耍状态进入睡眠状态。告诉他，即使他看不见你，你也会一直在他身边，并向他保证，你会在早上给他一个大大的拥抱和亲吻。

在非睡眠时间，尽可能多地抱着或背着宝宝。尽可能多的陪伴宝宝。

每天练习分离一小段时间（2～3分钟），有助于让宝宝形成这样一种概念：当你不在身边的时候，他也很好，当你说你会回来的时候，你就会回来。有时，在你看不到宝宝的地方，可以通过唱歌让宝宝知道你就在附近。

不要感到焦虑。不管你有多么爱你的宝宝，也要坚持睡觉时的分离。宝宝会从你那里得到暗示，所以你要用充满爱意且自信的语言来消除他们的焦虑："我爱你，宝贝，我会一直在你身边，现在该睡觉了。"宝宝的分离焦虑行为，如依赖、哀诉、哭泣等，通常会给我们带来精神负担，如果我们感到紧张，宝宝也会紧张。

面对宝宝的分离焦虑时，要避免做出会让你陷入睡前战斗的反应。宝宝不想你离开，所以会做出"睡前反抗"的行为，因而偏离你制定的入睡前的习惯活动，这会导致你走向危险的下坡路。睡前的 1 个拥抱很快会变成 5 个拥抱。

要让宝宝了解什么是分离。对于幼儿和学龄前儿童，可以考虑在睡前给他们读一些以分离为主题的书籍。《穿红睡衣的拉玛》（*Llama Llama Red Pajama*）、《晚安，月亮》（*Goodnight Moon*）和《魔法亲亲》（*The Kissing Hand*）都是不错的选择。

旅行时累积了大量的"睡眠债"

永远不要带着宝宝旅行。在陌生的环境中，大多数婴儿都睡不好。不管你从家里带了多少装备，多数婴儿在一个新的地方一定睡不好。此外，旅行通常会打乱他们的睡眠时间。如果你的旅行会跨越时区，情况会更糟。所以，旅行是打乱宝宝睡眠的一场"风暴"。

一场失眠的旅行会导致旅行后睡眠中断（Post-Travel Sleep Disruption，PTSD）。在假期，即使是日常睡眠的适度减少，也会累积庞大的"睡眠债"。这种累积的睡眠不足，会成为多余的旅行附属品，甚至在旅行结束后，也会导致不良的睡眠。

更糟糕的是，当宝宝睡眠不好时，父母往往不得不竭尽全力保持平静：再次进入夜间喂食的模式、充分安抚以前独立睡觉的宝宝入睡、与宝宝同床睡眠等。这可能会让你沮丧地意识到，仅仅一次旅行，就能让你在培养健康睡眠联想上付出的所有努力付诸东流。

难道我们就永远不出门了吗？不，旅行是给自己充电的好方法，没有人比当父母的更需要充电了。

但是，需警惕的是，并不是所有旅行都能够让你恢复精力。在考虑要不要旅行时，想一想，你是否会获得足够的乐趣，来弥补睡眠不足问题给你带来的苦恼。但总而言之，还是推迟那些不能给你带来快乐的旅行吧。

避免旅行后的睡眠紊乱

保持正常的睡眠时间。尽可能坚持做到这一点。

根据时区调整睡眠时间。到有时差的地方旅行会打乱我们的昼夜节律。一般情况下，要适应 1 小时的时差，需要 1 天的时间来调整身体状态，如果你的旅行跨越 5 个时区，则需要 5 天的时间才能完全适应新地方的时间。如果安排得当，明亮的户外光线可以使宝宝的身体调整得更快。但是，这比你想象的要复杂得多，**因为在白天和晚上的特定时间里，我们的身体对光线最敏感。**以下是一些小贴士：

> 🌙 如果只跨越一个时区（1 小时的时差）且旅行时间很短（不到 1 周），可不用调整宝宝的作息时间。这样做也避免了回家后再次调整作息时间。
>
> 🌙 如果你是向西旅行，需要跨越两个或两个以上的时区，需要将入睡睡眠时间调晚。出发前，也可以试着在傍晚时将宝宝带到室外光线明亮的地方。比如，如果你要从纽约飞往旧金山，试着在纽约时间下午 6 点到公园去玩，此时是旧金山时间下午 3 点。
>
> 🌙 如果你是向东旅行，跨越两个或两个以上的时区，需要将入睡时间调早。出发前，可以试着在清晨将宝宝带到光线明亮的地方。比如，从纽约飞往伦敦，尽量在纽约时间上午 6 点出去玩，此时是伦敦时间上午 11 点。
>
> 🌙 返程时，按照相反的方向应用这些技巧。
>
> 🌙 在阳光明媚的日子里，在正确的时间出门，这对你的帮助最大。如果不能出去，使用治疗 SAD（季节性情感障碍）的光疗能量灯效果更好，也可借助明亮的室内灯光。

不要让宝宝在白天睡得太久。 白天保持正常的睡眠，否则过度的小睡会让宝宝"整夜无眠"。

尽可能多带一些宝宝熟悉的物品。 带上熟悉的物品，即使会产生额外的行李托运费也是值得的。

如果你的宝宝平时是自主入睡，在旅行过程中也尽量做到这一点。 这是外出旅行时让父母感到最头痛的事。在陌生的环境中，宝宝难以入睡，所以可能会在睡觉前出现反抗行为。旅行中，你可以表现出更大的包容心，更多地参与到宝宝的入睡过程中。但是不要过度参与，许多心软的父母会使自主入睡的宝宝变得不再独立，因为旅行让宝宝觉得可以不遵守规则。

先练习。如果你要带旅行床，或便携睡床等，试着让宝宝在家睡几次，提前熟悉它。

坚持小睡。如果无法正常小睡，可以考虑让宝宝在车上、婴儿车里或婴儿背带里小睡。婴儿车里的一场充足小睡总好过没有小睡。

在这个过程中，即使你做的所有事情都完美无缺，宝宝可能也不会像他们在家里睡得那么好。小睡时间变短，天亮得更早，常常会造成宝宝睡眠不足。这种情况会持续到回家之后，因此，在你回家后的几天或几周内，宝宝都可能不能恢复正常作息。

不要着急，只要专注于你的核心睡眠目标，安抚、坚持原则、自主入睡，一切都会变得井井有条。

季节变换扰乱入睡时间

夏令时间（DST）不仅没法给旅行带来愉悦感，而且还会像时差一样，造成宝宝睡眠中断。时钟时间的任何改变都会导致睡眠问题，因为时钟时间不再与我们的昼夜节律一致。

春天将时钟拨快 1 个小时

在春天，我们可以把时钟调快 1 小时，这意味着让宝宝比平时早睡 1 个小时。

提前 1 小时入睡是一项巨大的挑战，因为我们的身体在进入睡眠前的那段时间里是清醒的。让宝宝在这段时间睡觉，就像是让他们给你理发一样，结果肯定是糟糕透顶。

为避免这个问题：

🌙 把时间的变化分散到 4 天，让宝宝每天早睡 15 分钟。如果现在的作息时间是晚上 7 点到早上 6 点，第一天将作息时间调整为晚上 6∶45 到早上 5∶45。这说明，在早晨你需要在新的目标时间叫醒宝宝，而不是原来的正常时间。在接下来的 3 天里，继续将所有睡眠（小睡和夜间睡眠）时间每天调前 15 分钟，这样做，时钟改变后的睡眠时间表，将与时钟改变之前的时间表一致，在前面的例子中，时钟时间为晚上 7 点到早上 5 点。

🌙 睡觉前 1 小时将灯光调暗。这表示不能到户外玩耍、不要接触明亮的屏幕（平板电脑等），或暴露在明亮的室内光线下。昏暗的灯光有助于宝宝的激素调节系统将他的身体调整到欲睡的状态。

🌙 尽量在清晨接受明亮的户外光照。这有助于调整宝宝的生物钟，所以当你将睡眠时间调得越来越早的时候，他们较容易入睡。

如果你的宝宝经常在非常规时间醒来，比如早上 4 点或 5 点，你可以利用春季时间的变化，把他们醒来的时间调整到早上 5 点或 5 点半。为了做到这一点，你可以把时钟调快，但不要改变宝宝的睡眠时间表。

同样的方法也可以帮助那些早睡的婴儿，比如在下午 6 点就睡觉的婴儿。让宝宝按照他们目前的时间表睡觉，把睡觉时间从调整时钟时间前的下午 6 点变为下午 7 点，这样就可以在晚上挤出 1 个小时的亲子时间。

秋天将时钟拨慢 1 小时

在秋天，将时钟回拨 1 小时。令人困扰的是，这会使宝宝醒着的时间比平时长 1 个小时，而父母希望宝宝能够在早上多睡 1 小时，这样他们的夜间睡眠时间就会与新时钟时间一致。

在某些方面，秋天时制的变化是有利的，使宝宝醒着的时间多 1 小时比使宝宝早睡 1 小时更容易。这种变化通常会让孩子更早起床，因为大多数孩子会在他们的"正常"时间醒来。由于时钟的调整，现在醒来的时间甚至比之前醒来的时间还要早。

为了帮助宝宝适应新的时钟时间，你可以合理地选择忽视已经醒来的宝宝，直到你设定的起床时间，即 1 小时后。但是，选择忽视只会让你感到难受和暴躁。早起也会导致所有的小睡时间提前 1 个小时，使得宝宝从最后 1 次小睡到晚上入睡之间有很长一段时间都是醒着的，所以宝宝在晚上入睡时仍然非常疲劳，这种现象会一直循环下去。

虽然大多数孩子最终会延长晚上的睡眠时间，但这可能需要几周的时间，在此期间，每个人都会有点暴躁。这是因为，孩子的昼夜节律在时钟调整前的清醒时间里根深蒂固。打破这种状况需要重新调节孩子的昼夜节律，使孩子的清醒时间与新的时钟时间一致。

为此，可以让孩子在晚上待在明亮的光线下大约 1 个小时。可以让孩子在户外阳光下玩耍，但对于生活在北方的人来说，天气冷的时候就不太可能了，因此，运用明亮的室内灯光或 SAD 光疗能量灯是一个合理的后备计划。继续这一做法，直到孩子舒适地入睡，一直睡到目标起床时间为止。

同时，在早晨，保持光线昏暗，降低活动量，并将孩子的喂食时间推迟到目标起床时间之后。例如，如果你的孩子早上 5 点醒来，而你想要将其醒来的时间调整到早上 6 点，则应避免明亮的屏幕和光线，并直到起床之后才喂食。

不过，在某些情况下，宝宝入睡时间很晚，父母可以利用秋天时制变化将宝宝睡觉时间调早。你只需在调整时钟的同时，让孩子的入睡时间保持不变，这样，晚上 9 点的入睡时间现在就变成了晚上 8 点的时钟时间。

应对夏令时间和小睡

如果你的孩子仍根据起床时间小睡，那就照此继续。他的起床时间会根据时制变化而变化，小睡时间会自然地前移或后移。

如果你的孩子根据时钟小睡，而你选择让孩子的睡觉和起床时间遵循每天 15 分钟的调整路径，你可以同样地将他的小睡时间表按相同路径调整。相反，如果你选择一次性将时钟拨快或拨慢 1 小时，你可能就要更灵活一点地调整他临时的小睡时间表，根据"自然小睡"和"定时小睡"方法来避免白天清醒时间过长或过短。

陷入长期睡眠不足的恶性循环

在某件事情，比如旅行或胃病打乱宝宝的睡眠时，恶性循环就开始了。宝宝会几天睡不好觉。睡眠不足会导致皮质醇水平升高，皮质醇是一种自然产生的兴奋剂，它会让宝宝更难睡好。所以现在宝宝小睡时间难以入睡，晚上醒来的次数也更多了，同时也会加剧宝宝在这期间积累的睡眠不足，使父母们跟宝宝全都陷入不眠之地。

走出这种困境的关键，是设法采取任何必要的手段帮助宝宝入睡，我的意思是"通过任何可能的手段"。

无论白天还是晚上，你都需要帮助你的孩子获得更多的睡眠。你可以让你的孩子小睡更长时间来帮助孩子补充睡眠，而不是让宝宝重新习惯只睡在你身上或者和你一起睡。

通常在整个小睡时间，抱着宝宝或给宝宝喂奶都可以确保小睡时间更长，但这也会导致即使你已经打破了睡眠不足的循环，宝宝仍会坚持让你在小睡时陪伴他。如此一来，解决当前的问题会导致新的、更长期的问题。

帮助宝宝延长时间小睡更好的方法是把宝宝背在身上，或者利用婴儿车。如果一直推着婴儿车，大多数宝宝会睡上一个时间较长，也很充足的午觉。在婴儿车里小睡通常很有效，就算他的补觉结束，也不会影响他在婴儿床里入睡。

一般来说，一旦你的宝宝习惯了固定的入睡时间，除了在累积睡眠债务的情况下，这个时间就神圣不可侵犯。宝宝因过度疲劳而失去的睡眠可能需要早睡几天至 1 周才能弥补。虽然你不能总是强迫宝宝小睡更长时间，但你通常可以让他比平时稍微早一点睡觉。尝试连续几天让他早睡 30 分钟，如果一切顺利的话，几天之内你就可以让宝宝恢复正常。

孩子不肯小睡

婴儿版：20 分钟原则

如果你的宝宝小睡时难以入睡，请参阅第 10 章。然而，如果你平时睡得很好的宝宝现在小睡时莫名其妙地不肯或无法入睡了，那就坚持让宝宝再睡 20 分钟，只睡这么长时间就好。同样，如果你的宝宝不到 15 分钟就醒来，无法再次入眠，即使你能看出宝宝还很疲惫，也要让宝宝试着再睡 20 分钟，之后就顺其自然，不用再强求。

我把它称之为 20 分钟原则。在小睡困难的日子里，在小睡前段或后段坚持这项原则。如果事情仍不顺利，则放弃。是的，你手上现在抱着一个疲倦又烦躁的宝宝，不过好消息是，几个小时后，你将有机会再试一次。

试着不要纠结于偶尔质量不佳的小睡，这只会让自己和孩子痛苦，其实偶尔小睡质量不佳对于婴儿来说很正常。

幼儿版：1 小时原则

几乎所有 3 岁以下的孩子都需要小睡。不管他们愿不愿意，这都是他们小小的身体所需的。2 岁的孩子整天都在挑战睡眠底线，包括小睡，不要把这与他们不再需要小睡的信号混淆。

幼儿通常在 2 岁左右开始抗拒小睡，你要为宝宝营造一种小睡的氛围：

🌙 每天在同一时间同一地点小睡

🌙 有令人愉快、安抚身心的睡前活动

🌙 昏暗的睡眠环境

🌙 安全的睡眠环境

如果他们只是想数 1 个小时的脚趾，那也是他们的选择。通常几天后，数脚趾就会失去吸引力，他们会倒头就睡。

卧床时间过长，半夜失眠

睡眠过多是一个不寻常的问题，一旦你的孩子学会了晚上自主入睡，他们进入和保持睡眠状态通常就不会有很大的困难，如果你仍然不停地挣扎着让孩子入睡或保持睡眠状态，**你可能会引发孩子"卧床时间过长"的问题。有一些迹象表明这可能成为问题：**

宝宝小睡时间明显长于这里列出的指南（见第 10 章）。如果宝宝是个小睡狂，并且晚上睡得很香，那么他就没有问题。但如果你的小睡狂宝宝晚上很难入睡或难以保持睡眠状态，他可能就是白天睡得太多了，以至于没有足够的清醒时间积累足够的睡眠债，来保证晚上睡得安稳。

晚上入睡前宝宝清醒的时间不够长。无论你的孩子在白天的每次小睡之间能保持清醒多长时间，一天中最后一次小睡和晚上入睡时间之间的间隔应该是最长的。在这个时间间隔小睡、或打瞌睡，会让夜间睡眠充满挑战。

宝宝已经长大了，不再需要那么多睡眠。年幼的婴儿晚上会睡 12 甚至 13 个小时。随着年龄的增长（约 6 ~ 12 个月），他们不再需要这么多睡眠，大多数宝宝每晚会睡 11 个小时左右，可能有 1 个小时左右之差。这会让人觉得有"问题"，但实际上，这只是因为你的孩子在长大。

夜间睡眠间断

"夜间睡眠间断"是"卧床时间过长"的一个不太常见的症状。有夜间睡眠间断的孩子在入睡时可以自主入睡，但在半夜根本无法再次入睡。不管你做什么，他们都会在半夜清醒 1 ~ 2 个小时。

如果你已经排除了使他们半夜醒来的所有其他潜在原因，如睡前睡眠联想、夜间的奖励行为等，他们还是会醒来，答案可能是，你的孩子出现了夜间睡眠间断问题，他们的睡眠时长超过了需要的时长。典型的"卧床时间过长"表现为晚上入睡时间无法入睡或清晨过早醒来，有时其表现为夜间睡眠间断持续 1 ~ 2 小时。

缩短孩子的夜间睡眠时间或限制小睡时间，以减少他们一天的睡眠量。如果你的孩子小睡时间很长，而晚上睡 11 个小时，则应着重减少小睡时长。如果你的孩子晚上睡 13 个小时而小睡时间正常，则考虑缩短夜间睡眠时长。尝试将睡眠时长减少到相当于夜间睡眠间断的时长，例如如果夜间睡眠间隙为 1 小时，则将每日睡眠时间减少 1 小时。

宝宝醒得太早

所有宝宝都会在非正常时间醒来，唯一的问题是，醒来的时间是过于不正常，还是仅仅是正常宝宝的"不正常"？

宝宝醒得多早算正常？一般来说，早上 6：00 ~ 6：30 起床是一个合理的目标时间，最早的也不能超过 5：00 或 5：30。

这是不是意味着，你必须承认在早上 5：30 醒来就已经是"你最大的能耐了呢"？有可能。

不过你的重点应该是尽可能增加孩子晚上不间断睡眠的时长。对于大多数宝宝而言，这个时间大概是 11 个小时，误差约 1 小时。

但有些宝宝会不能睡足 11 个小时，甚至睡不到 10 个小时，也不会等到早上 6 点才醒来。我的孩子小时候每天都准时在早上 4 点醒来，到现在我仍然会回想起那段痛苦的时光，披着衣服在黑暗中等待太阳的升起，知道这一天又"完了"，因为大多数宝宝刚刚醒来的时候，已经为今天的第一次小睡做好了准备。

对于早上 4 点就起床的人来说，喝再多的咖啡也不顶用。

怎样解决这个问题呢？

改变入睡时间，从而改变起床时间

方案 1：早睡。宝宝过早醒来的一个常见原因是，他们的入睡时间太晚了。他们入睡时太累，所以才会醒得很早。

如果宝宝醒着的时间比本书建议的时间长得多，那么每天把入睡时间提前 15 分钟，直到宝宝进入了状态，或者入睡时间变成一场持久战。

早睡通常会让第二天早上起得更晚，但即使早晨醒来的时间仍然像以前那样早得可怕，你也仍然可以通过增加夜间的睡眠时长来改善情况。

保证早睡至少 3 ~ 5 天，然后再看是否有效果。

方案 2：晚睡。大多数在下午晚些时候或傍晚早些时候没有小睡的宝宝，会在晚上 7：00 ~ 8：00 入睡。但有些宝宝喜欢在下午 6 点半就睡觉，对于部分家长来说，晚上 6：00 ~ 6：30 入睡更适合他们的孩子。

然而，过早的入睡时间会让你必须早起，因为如果宝宝在晚上 6 点入睡，睡 10 ~ 11 个小时，就会在早上 4 点或 5 点醒来，因为那时他们已经睡足了。

相反，有些家长为了让起床时间变得更合适，会试图推迟入睡时间。这的确可行，因为有些宝宝不论什么时候睡觉，都会睡足 11 个小时。如果宝宝晚上 9 点才入睡，那就会睡到早上 8 点。如果晚上 7 点入睡，就会睡到早上 6 点。

遗憾的是，大多数宝宝天生就会早起，所以推迟入睡时间可能不会影响他们醒来的时间。

但假设逐渐推迟入睡时间不会过度延长入睡前醒着的时间，那么有时的确有助于推迟早上的起床时间。在 3 ~ 5 天的时间里尝试稍微晚一点入睡。试着让宝宝在下午晚些时候或者傍晚早些时候接触明亮的光线，可以帮助他们改变昼夜节律，从而延后他们的入睡时间和起床时间。如果不同时使用光疗法来改变生物钟，推后入睡时间是不可能达到预期效果的。

如果宝宝能在延后的时间里快乐地醒着，之后也很容易就能入睡和保持睡眠，并在晚上继续睡相同的时长，从而在早上也醒来得更晚，那可真是谢天谢地了。如果不行，那就说明延后入睡时间没有效果，只能回到之前的入睡时间。

排除所有可能导致早醒的因素

宝宝这么早醒来有什么原因？试着排除以下因素：

环境因素。透过窗帘照射进来的阳光、邻居车库门打开的声音、犬吠声或者湿透的尿布都会促使宝宝醒来。提前半小时溜进宝宝的房间，当然，把这个清晨任务交给你的伴侣更好！你注意到了什么？嗯，我是说，你的伴侣注意到了什么？声音或者光线问题容易解决，白噪声几乎总会有所帮助，如果原因是尿布，那就试试一夜一换的尿布。

饥饿。当然，从生理上来说，宝宝可以 11 个或 12 个小时不进食，但是许多宝宝白天没怎么吃饭，所以在凌晨时会有点饿。早上 5 点给宝宝喂点吃的也许能让你多睡一两个小时。

需要安抚。宝宝整夜都在深睡和浅睡周期之间循环。在夜晚的早些时候，宝宝很容易从浅睡循环进入深睡，因为入睡的感觉很强烈。但到了早上，宝宝就不那么累了，所以浅睡周期就变得很难控制，甚至无法控制。但有时只要你轻轻推一下宝宝，他们又会重新睡着。宝宝基本上会在早上 5 点醒来，如果稍加安抚，能够多睡 1 个小时到 1 个半小时，新生儿尤其如此。这种安抚包括襁褓法、摇晃法或同床睡法。没人会觉得早上 5 点醒来温柔地安抚宝宝重新入睡是件值得兴奋的事，但总比这个点就起床要好。

扰乱睡眠模式

在宝宝正常醒来之前，轻轻弄醒他们。例如宝宝一般在早上 4∶30 醒来，那你或你的伴侣就可以在 3∶45 唤醒宝宝。通过轻抚宝宝的腹部、将襁褓解开并重新包裹、稍微抱一会儿等方法轻微唤醒宝宝。这并不是为了让宝宝彻底清醒，或者让他们感到不安，但是唤醒程度要足以让宝宝在你离开后需要重新入睡。

这个练习的目的，是通过打乱宝宝已经建立的睡眠和清醒周期，看看是否能打破他们过早醒的模式，并实现晚睡。通常只需要几次尝试，宝宝就能形成新的睡眠模式。

反向闹钟

对于 2 岁及以上的儿童，幼儿专用闹钟有助于形成晚起习惯。这种闹钟并不是真正的闹钟，只是提供了一种视觉提示，让孩子知道该起床了，如红灯变绿灯、睡着或醒着的兔子的图片。这种闹钟可以在大多数婴儿用品商店买到，或者你也可以自己做一个，例如在定时器上放一个夜灯。

之所以叫作"反向闹钟"，是因为它的用途并非唤醒孩子，而是轻微地提醒他们，还没到起床时间。

反向闹钟的使用方法如下。

让闹钟成为令人期待已久的礼物。邮寄到货之后就收起来，让孩子在自己的房间里把它找出来。让他们知道这礼物有多酷。

至于工作原理，"睡着的兔子意味着该睡觉了，你得待在床上。醒着的兔子意味着该起床开始新的一天了"。态度要坚定，但也要实事求是。

把起床时间定得比孩子自然醒来的时间晚 15 分钟。许多家长想跳过这一步，希望能立即达到合理的起床时间。千万别这样做，孩子不会在那里坐 2 个小时，等着闹钟告诉他们该起床了。要从实现小的目标开始，制定闹钟的使用规则，让每个人都能舒服地躺在床上，直到闹钟提示起床时间。一旦大家适应之后，便再把时间调后 15 分钟。

当灯光亮起时，带着幸福的笑容走进孩子的房间："宝宝真乖，你睡到了亮灯的时候啊！这样开始新的一天真是再好不过啦！"

让闹钟来决定你们早上什么时候起床。什么时候是早上，以闹钟为准，闹钟提示之前，别进孩子的房间。如果孩子醒来闹着要家长，那么无视就好。如果孩子自己从房间里出来了，马上把他们带回房里，让他们继续睡，并反复地告诉他们规则、设定明确的界限。如果孩子一叫你，你就去叫他们起床，那你相当于是在告诉孩子，这个起床闹钟只是个花哨的夜灯，什么时候起床还是孩子说了算。

对年龄稍大的孩子（3 岁及以上），可以用奖励计划来增加晚起吸引力。但这并非必要手段。不过要是你决定采用奖励计划，如果每天早上孩子睡到闹钟提示才醒的话，就奖励 1 张贴纸，集齐 7 张贴纸就可以吃 1 个冰激凌，或者奖励其他更好的奖品！

每隔 3 到 4 天就把闹钟再往后调 15 分钟，直至调到孩子确实睡不着的时间为止。如果无论如何孩子每天都在早上 6 点醒来，而你还把闹钟拨到 6∶30，那就有点过分了。孩子可不想长时间赖在床上醒着，如果是在床上数 15 ～ 20 分钟的脚趾头倒还好，但时间太长的话，孩子就会不服从规则。

这种宝宝闹钟能为你争取到多少额外的睡眠时间呢？合理目标为 30 ～ 60 分钟。如果你之前每天都是早上 4∶30 醒来，那睡到 5∶30 简直就像是在享受温泉度假了。

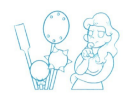

第 13 章　多胎家庭安睡指南

在孩子出生的第一年，你的大脑会被孩子的事占满，比如喂奶、睡眠、如厕、哭泣、大笑、饮食、爬行等，以至于你根本无法想象他们未来长大后的样子。但是，当你有一段时间不那么关注他们，你就会发现，一眨眼的工夫，他们就从蹒跚学步的小宝宝长成了学龄前幼儿。

一般到了这种时候，许多父母就开始考虑生二胎的问题。这是一个神奇的阶段，你有足够的时间享受 2 岁小孩带来的乐趣，以至于你会忘了照顾刚出生的孩子是多么地有挑战性，甚至觉得："我们完全可以再生一个！"

然而，你很快就会放弃这个想法，因为你的孩子在成长的过程中可能又会面临独特的睡眠问题，在这个阶段，他们变得好动，不再喜欢睡觉，你需要适应孩子的新变化。

"我想睡觉！"从来没有孩子这么说。生活中充满热闹有趣的事，在床上连泡泡水、小狗、痒痒挠或沙盒都找不到，不难理解，孩子们对睡眠变得厌倦起来。年龄大一点的孩子们越来越意识到他们在做什么和他们不想做什么，同时也有了越来越多的技能，包括身体和语言方面的技能，他们可以以此来确认他们不需要做这些事情。

大多数关于孩子睡眠的文献都集中从婴儿阶段研究，基本都认为，在孩子 1 岁以前，把所有的事情都捋顺，以后就不会有任何问题了。但遗憾的是，大多数有大一点孩子的家庭依然在与睡眠做斗争，对这些父母们的调查显示，32% 的幼儿和学龄前儿童都面临睡眠不足的问题。

幸运的是，面对年龄较大的孩子，有很多的育儿对策可供父母们使用。而且导致年龄较大的孩子睡眠问题的主要原因只有几个。

孩子自主入睡

希望你没有跳过本书中强调自主入睡重要性的大部分章节，因为学会自主入睡不论是对年龄大一点的孩子还是小婴儿都至关重要。对于年龄大一点的孩子来说，如果你待在他们房间里抱着哄他们睡觉，或是坐在椅子上等他们睡着，接下来一整晚，他们就会要求你必须待在他们身边，他们才能再次入睡。有各种方式可以证明这一点：

> ☽ 你的孩子在半夜醒来并保持长时间的清醒。
>
> ☽ 他们在晚上多次醒来，需要你抱着他们才能入睡。
>
> ☽ 他们能在自己床上睡着，但只能在你的床上再次入睡。
>
> ☽ 晚上入睡时间是一场激烈的斗争。

如果所有这些都是一到入睡时间就会发生的事情，那么你的孩子需要学会在没有你的拥抱、逗留、摇晃或坐在附近的情况下入睡。

这一点在其他地方也被提到过，但人们还是常常出错，所以我要再次指出：自主入睡的培养要从入睡时间开始。许多家长一边试图通过维持睡前的现状来欺骗睡眠系统，一边努力说服他们的孩子，不要整夜总是要求抱着哄睡。但你不可能说服你 3 岁的孩子在凌晨 2 点醒来后，没有你的陪伴就乖乖回去睡觉，除非你在他们入睡时就停止提供抱着哄睡觉的服务。问题和解决方法都是从入睡时就开始了。

第 6 章和第 7 章介绍的睡眠辅助方法和自主入睡学习计划将帮助你给 18 个月以下的孩子培养自主入睡习惯。如果你的孩子 18 ~ 24 个月或更大，为了保证持续稳定的睡眠，睡前工作显得更为重要，你仍然有许多道具可以使用。你的孩子现在已经成长到可以和你对话了，这极大地扩展了你培养和维持孩子们健康睡眠习惯的策略。

策略 ❶：界限和诱饵

年龄大一点的孩子已经足够独立，父母不需要去哪里都带着他们，他们也很有趣，还会被贿赂。在你对贿赂孩子的建议嗤之以鼻之前，想一下其实父母总是在巧妙或狡猾地贿赂孩子这个事实。你是否说过："如果我们今天能早点结束日常采购，我们就有时间在回家的路上到公园去玩儿了！"这就是贿赂。在这里，我们结合了一些贿赂方式和一些与孩子的谈话，提出了界限和诱饵的方法，如下所述。

确定你的睡前规则，确保所有的照顾者和父母都清楚这些规则。规则中的 2 个关键界限是：

> ☽ 孩子们能在房间里没有大人的情况下睡着；
>
> ☽ 孩子们乖乖地待在床上。

根据你的实际情况，你可以增加更多的规则，如刷牙后不喝奶、定点熄灯、晚上要把玩偶放在婴儿床外等。每个人都必须完全赞成这个新规则，如果你的伴侣打算在你不在家时又去摇着孩子哄睡觉，那你这次的培养就注定失败了。

在非睡觉时间和你的孩子谈谈睡前应该做什么。这应该是在午餐后或其他一些快乐无干扰的时间进行，确保当时你能全身心地投入谈话中。睡觉前的时间应该充满轻松愉快的活动，所以避免在那个时候有任何轻微的唠叨。解释你的计划内容是什么、为什么实施、何时，以及如何实施。谈话可以这样进行："我喜欢抱着你！但是我们的睡前拥抱会让你整晚都醒着，这是不对的（内容）。你的身体需要充足的睡眠，这样你才能变得强壮和健康（原因）。三天后我们将在入睡时做出改变（时间）。"

然后，继续讲述你和伴侣就处理入睡时间的问题而制订的计划，这计划中包括诱饵和界限。

睡觉前要做的事情必须改变，这是一个明确的界限。但怎么改变还有待讨论。"我们将改变日常睡前活动。你希望我们的新睡前时间安排是什么？在我们说晚安和你睡觉之前，我们最后一起做的事情应该是什么？"制作一张表，绘制出你新改进的睡前时间安排的具体步骤，把文件打印下来贴到硬纸板上就可以。

与孩子建立情感上的联系。这对你的孩子来说可能是一个可怕的变化，他可能会觉得只有你陪着自己才能睡觉。当然，你知道，他完全可以在没有你的情况下入睡，只是没有去做。要让你的孩子对这件事的感觉正常化。"我不喜欢这样"是孩子们的普遍反应，你需要保持温和的语气，讲述事实："我知道一开始会感觉不一样，但我也知道你能做到这一点，这对我们全家来说都是一个重要的改变。你一直都能做到很了不起的事情（比如养鱼、吹泡泡、跳绳……），这次你也一定可以做到。"

确保睡前时间不会发生干扰睡眠的事。生活中总是压力很大，晚上情绪可能会变得暴躁，而且还有很多事需要做，比如下班赶回家、做晚饭、带年纪大的哥哥姐姐去游泳等。但是不要缩短这些孩子们入睡前进行习惯活动的时长。这让他们在得到你充分关注的同时，享受一些平静的活动。

在与孩子分开睡觉前，这20～30分钟的投入，可以填补孩子的情感空缺。

弄清楚你想用什么诱饵来激励孩子。从下面的列表中选择一些适合你的，并与你的孩子分享。这是令人兴奋、充满趣味的列表，要强调积极的一面！发挥创意吧！**可以借鉴的一些好的激励措施包括：**

> ☽ 让孩子的床魅力无限。问他们怎么才能让他们睡得更舒服！也许毯子太厚了，或者厨房的噪声让人难以入睡；也许房间太黑了，他们需要有可以自己打开或关掉的夜灯，让他们有一种"一切都在掌控中"的感觉。带他们去购物，让他们挑选自己专用的床单、抱着睡觉的玩偶等，孩子们很少自己作出购买决定，所以这对他们来说会是一项被赋予的重大的权力。让他们命名自己新买的泰迪熊，并告诉他们，他们在晚上入睡时可以搂着泰迪熊入睡，夜间不管什么时候想抱泰迪熊都可以抱，并让孩子学着在泰迪熊"感到孤独时"给它一个拥抱。
>
> ☽ 让你的孩子来安排睡前活动，给他多种选择。你想先刷牙还是先洗澡？你想读3本书还是4本书？你想唱什么歌？在我们说晚安之前，想有多少个吻？活动的最后一步应该是妈妈或爸爸说完晚安后离开。坚定地执行新计划，如果你已经同意了读4本书，那就要读4本书。否则，入睡就会转变为长时间的耐力测试（稍后再讲）。
>
> ☽ 使用奖励图表对3岁及以上的孩子最有效。拿一些让他们感觉神奇的东西，放在他们能看见但碰不到的地方。更好的方法是，让他们挑选出真正会令他们兴奋的东西。如果你不喜欢过于"物质"的东西，奖励也不一定非得是一件物品，也可以是一项特别的活动。

每天晚上你的孩子遵守了这些规则之后，他们就可以在图表上贴上一个小贴纸，他们每挣到一个小贴纸，你都要大肆表扬一番："干得好！我们来一场家庭庆祝舞会吧！"如果他们没有赚到小贴纸，也不要小题大做，既不要训斥他们，也不要愁眉苦脸。一句简单的"嘿，宝贝，你今晚可以再试一次！"就足够了。当他们得到 7 张小贴纸时，就可以获得他们喜欢的奖品。

☽ 对年幼的孩子来说，奖励图表可能是无效的。奖励图表要求孩子们需要对想要的东西忍耐好几天，当你 2 岁的时候，这几天就像是永恒的那么长。你应该制定一个更直接快速的奖励机制，比如第 2 天早上就给孩子奖励，如薄煎饼、额外去一次游泳池、逛公园等，这些会更有效。

☽ 做 1 张或 2 张"入睡票"。"入睡票"是一张贴有铝箔的方形硬纸板。规则是，你的孩子要在该睡觉时躺在了床上。但如果他们需要做某件事，比如一个额外的拥抱、一杯水、去一趟洗手间等，他们可以用一张票来交换。入睡票用完了，就不许再下床，父母也不能再冲进房间拥抱孩子，或者替他们捡起"掉落"床下的玩偶。使用入睡票是有帮助的，因为它赋予了孩子权力。如果他愿意的话，他可以要求你进房间，但使用入睡票也遵守家庭的规矩，你只有这么多入睡票，入睡票用完了，你就不能再有更多要求了。

☽ 安排一个可视的提示来表明睡觉时间，比如计时器上的夜灯。睡觉提示可以帮助你维持入睡的时间界限："如果灯亮了，就该上床休息了。"这可能不像是贿赂，但你可以用一个简单的补充来使它变成贿赂，比如奖励礼品包装纸。

通常，简单地使用以上策略中的几种诱饵，告诉孩子别下床，就足够解决入睡这个问题了。但情况不总是如此。当你的孩子用完所有的"入睡票"并坚持下床时，该怎么办呢？或者当你离开房间时，他们会大喊大叫？你应该想出一些应对方法来保证规则的维持。

父母们要应对无数的入睡时出现的问题。这些只是部分罗列出来的应对方法，你完全可以发挥自身的创造力，找到最适合你的策略。记住，你的策略应该是符合自然规律和逻辑的，而不是一种惩罚手段。符合自然规律的策略就是指父母不参与应对，比如兔子玩偶掉下床你可以解释为它需要在地板上睡觉。符合逻辑的策略是指：应对的结果是父母的行为直接导致的。比如孩子拒绝过了入睡时间还待在床上，你就需要准备一个隔离门，防止他离开房间。而惩罚则和应对发生的情况毫无关系，如果你说"你再把兔子玩偶扔下床，我就把它丢到垃圾桶里去"这就是一种惩罚。

以下是一些你可以借鉴的方式。

如果你的孩子在过了入睡时间后，或者在入睡票都用完了之后，还大喊着找你，家长要温和地重申一下规则："我听见了你在喊我们，我知道你想和爸爸多玩一会儿。但现在是你该睡觉的时候了。我能听到你喊我，但我不会回来。我会在第2天早上拥抱你、亲亲你！"要言出必行，如果你说"我不会回来了"，你就不能回来。

如果你的孩子处于还在婴儿床里睡觉的时期，就遵循实行自主入睡学习计划时的策略（见第7章）。

如果你的孩子是在一个大孩子的床上睡觉，并且一直想爬下去，那你就需要制造一个"物理障碍"，要么关闭卧室的门，要么安装一个宝宝隔离门。有了这个策略，可以完全防止宝宝出卧室。你的孩子可能会来到卧室门口，或趴在隔离门边，对你大声呼喊。他可能会在靠着门旁的地板上睡着。通常，不出几天，在地板上扎营的新奇睡法就会消失，他会重新躺回床上。之后的每天晚上，只要你的孩子继续遵守"待在床上或房间"的规则，隔离门就可以打开，可以一直开着。设置隔离门是针对孩子不断从床上下来或从房间出来这类问题的一种合乎逻辑的策略。

稍微改变一下设置门或宝宝隔离门的策略，关上门，直到你的孩子回到床上，你再进来给他一个快速的拥抱和亲吻，然后说晚安，只要孩子还躺在床上，门就可以开着。这是一项不错的改善措施，只要它没有变成"开关门游戏"。如果"关门、拥抱、开门"一直循环下去，你就会知道自己陷入了"游戏"中。

如果孩子一直醒过来，或者要求你干什么，或者在晚上晚些时候偷偷跑下床，那就按你入睡前的策略处置。如果你的孩子还有一张入睡票，凌晨 2 点还喊你要喝水，就给他们拿一杯水，如果他们没有票了，就不要再去看他们了。为了防止类似的"喝水要求"，你可以给孩子准备一个防漏的带奶嘴的喝水杯在床边。这样做唯一不好的一点就是他可能会因此漏尿，但这种方法可以很好地让孩子学会"自给自足"。

全力实施你的计划。它不像涂粉红色的口红，尝试一两天就可以放弃了。这个计划代表了你家庭的新常态。当你回娘家，或者孩子突然肚子疼的时候，你也不需要抱着他睡觉。如果你真的想回到抱着谁睡觉的状态，那就再生一个宝宝吧，或者养只小狗也可以。

策略 ❷：淡出法

简单地说，就是在接下来的几个晚上，睡觉时你逐渐地远离孩子。

和往常一样，在非入睡时间和孩子谈一谈应该怎么做。突出说明为什么做、要做什么和什么时候做。"我喜欢睡觉的时候和你依偎在一起，但这让你和我都很难在晚上得到充足的睡眠。你需要睡觉，这样你才能保持强壮和健康，而我也需要睡觉，才能更好地当你的妈妈！所以从周六开始，我会和你待在一起，但不会再陪你一起睡觉。我会在附近，你要知道，即使你看不见我，我也会一直在你身边。"在做出改变的前几天，不断重复这个信息，确保每个人都清楚这个计划。

如果有合适的选择，鼓励你的孩子在睡觉前搂抱一个过渡用的物品，比如特别的毯子、可爱的玩偶或泰迪熊。

在第 1 个晚上，从你当前与孩子接触的程度后退一步。如果你一直和孩子一起上床，那就改变成坐在床边，把手放在他们的背上轻抚。如果你一直坐在他们床边的椅子上，那就把椅子挪到离床有一段距离的地方。

如果你的孩子抵抗这种改变，要和蔼但坚定地重申你的入睡时间界限："我爱你，我会在这里陪着你，但现在是你该睡觉的时候了。我们现在不要说话，让你放松地准备睡觉。"你在这里，但仅此而已，不要又开始陪孩子聊天，你现在是一个慈爱但沉默的存在。

当你的孩子和你一起入睡时，他们会期待你晚上一直在那里（见第 4 章）。在孩子们睡着后偷偷溜出去是行不通的：这会使孩子们在入睡时间更反抗睡觉，因为他们知道你会在他们一闭上眼睛的时候就偷偷溜出去，之后他们会抓着你或朝你叫喊。准备好在孩子的房间里过夜，我们都知道这很糟糕。这只能是暂时的。

在接下来的每一个晚上，减少你在孩子睡觉时的参与感，并在物理意义上逐渐远离。如果你第 1 个晚上就在床边，那么第 2 晚就在 2 英尺外，第 3 晚就在 4 英尺外，每天晚上，都保证离门口近一点。当然不要让这种情况无限期地持续下去，整个过渡期不应该超过 3 ~ 5 个晚上。

当孩子睡前不再需要你在场时，你的计划就成功了。

如果出于某种原因，你觉得界限、诱饵和淡出法都对你的特定情况不起作用，你可以随意修改它们。在大多数情况下，你所采用的具体策略都不如你在执行时的全力以赴及言行一致来得重要。

在白天教孩子自我平静下来

这不是我们的第 3 个策略，而是一个可以与任何一个孩子一起练习的好办法。有时你的孩子会在睡觉时间还醒着，或晚上中途醒来。通常他们都是因为过于劳累或焦虑而无法入睡的，这不是"孩子的事"，而是"大人的事"。

你入睡前的任务就是给孩子提供一个持续的，让孩子能感到愉快的习惯活动，保证每晚在同一时间进行，让你的孩子处在一个安全、昏暗、安静、舒适的环境，这有助于睡眠，并培养孩子自主入睡。

之后发生的事情就是他们的事了。这就是为什么我们把这叫作入睡时间而不是睡眠时间。作为成年人，当你不能入睡时，你会做什么？你会躺在那里，静静地思考，直到睡着。你的孩子也在学习这样做。

尽管如此，教你的孩子应对策略也是很有帮助的，这样当他们在睡不着时，就能学会自己满足需要。白天和他们一起练习，并简单地提醒他们，晚上可以自己这么做。**以下是一些帮助他们自己平静下来的办法。**

腹式呼吸（本章之后有讨论）。

身心放松。让他们想象放松身体的每一部分，一部分一部分地放松。从脚趾开始，让脚趾的所有肌肉放松，然后是整只脚，接着是小腿。往上移动，依次地，一直放松到头部。和他们一起练习几次，白天练习，入睡前再练习，然后再提醒他们说，这是很有效的办法。

给自己讲一个故事。给他们关于一个故事的一些提示，告诉他们，如果他们睡不着，可以自己给自己讲故事。如果森林里住着一只熊，而隔壁搬来了一条龙，会发生什么？如果你的花园里到处都是仙女会怎么样？故事里的人物都有谁？接下来会发生什么？

回想他的一天。他一天中最精彩的 3 个时刻是什么？是什么让这 3 个时刻如此精彩？他期待明天会发生什么？

如果你的孩子难以入睡，告诉他们这很正常，然后鼓励他们想出一个让自己平静入睡的好办法："有时候确实很难入睡。有一天晚上，我脑子里一直在乱想，怎么也睡不着，最后，我用腹式呼吸来帮助我的身体放松了下来。你打算用什么方法呢？"

养成受益终身的习惯：按时睡觉

20 世纪 70 年代，斯坦福大学里一些教授们进行了"棉花糖实验"（The Marshmallow Test）。他们让一群 4 岁的孩子分别独自坐在只有 1 个棉花糖的房间里，然后对他们说："如果你能坚持 15 分钟不吃棉花糖，你将得到 2 个棉花糖。但是如果你吃了那个棉花糖呢？你就得不到第 2 个棉花糖了！"

大多数成年人都等不了整整 15 分钟，对于 4 岁的孩子来说，15 分钟简直就是永恒。不出所料，2/3 的孩子都吃了棉花糖，坦白地说，我很惊讶，他们居然有没吃棉花糖的。

去睡觉就意味着放弃这么诱人的"棉花糖"，换来的是像"为了你的健康和幸福"这样一些模糊的概念。于是，你越来越有主见的 2 岁孩子可能会得出这样的结论："我对你们一直谈论的睡眠有助于健康之类的东西一点也不感兴趣。"

接下来所说的就是耐力测试。

你的孩子不想因为睡觉而失去"棉花糖"，所以他们要求再读 1 本书。幼儿们的纸板书看起来很快，所以你让步了，说就这一次。他们发现这很管用，所以下一次，他们就要再读 2 本书。或者你把读书限制设定为"不超过 5 本"，你聪明的孩子又会改变策略，把你叫回来，寻求再一次的拥抱。谁能拒绝孩子张开的双臂？

你能，听我的，即使他是你最大的软肋，也该在 10 次拥抱后将其结束，这才能有效。孩子口渴了？这很容易，用带奶嘴的杯子给孩子备好水。接下来就是"我想上厕所！"，这可是个好借口，因为你绝对不会说"不"，但最后你会发现，他们根本就不想上厕所。我们还会发现，他们会说自己肚子痛、做噩梦了等，当你离开他们的房间时，有些孩子甚至会开始尖叫，就像他们真的感觉很痛一样。

家长会觉得："一定出了什么事！我从来没听到他那样尖叫过！"可是，30 分钟前，这个孩子还在地毯上搭积木搭得非常开心。他要么是突然患上了急性阑尾炎，要么是已经确定，这么大的尖叫才能得到你们的回应。

耐力测试是一次可怕的育儿挑战，因为总是有一种声音在你脑后响起，就像恶魔在你耳边低语："如果真的出了什么问题呢？如果他生病了怎么办？如果他害怕了怎么办？"孩子们确实会生病，他们也确实会害怕。

下面是说明你正在面临耐力测试的 2 条线索：

🌙 某件事几乎每晚都会发生。的确，孩子们会做噩梦，出现夜惊，但幼儿不会，起码不是每天晚上都会发生。

🌙 除了在入睡时间外，没有任何发生问题的迹象。如果你的孩子整天都很正常地玩耍、吃东西、茁壮成长，但每天一到晚上 7：30，就会得一种"大病"，那你可能是生了一个天才宝贝，他已弄明白了该如何推迟入睡时间。

耐力测试的出现往往都是起起伏伏。你可能觉得你已经把问题解决了，但几周或几个月后，问题又出现了。你的天才宝贝正在重新启动实验，看看是否能有什么变化，你真该庆幸你有这么聪明的孩子啊！

孩子们测试你的耐力是因为它有效。如果他们做的任何事都不起作用，他们就不会做了。所以关键是让它不起作用。

以下这些步骤将有助于让孩子意识到他们无论如何都要按时睡觉。

1 **说到做到**。有时我们会不假思索地说出一些话。此时你需要特别注意你所说的话，因为你一旦说出来，那就要做到。如果你说："该睡觉了，明早之前，我不会回来。"你就要言出必行。如果你 15 分钟后回来了，那就是在告诉孩子"我不会回来"的意思是"除非……否则我不会回来"，而"除非"的条件则会激起"零容忍"的"习惯女神"的滔天怒火（图 13.1）。

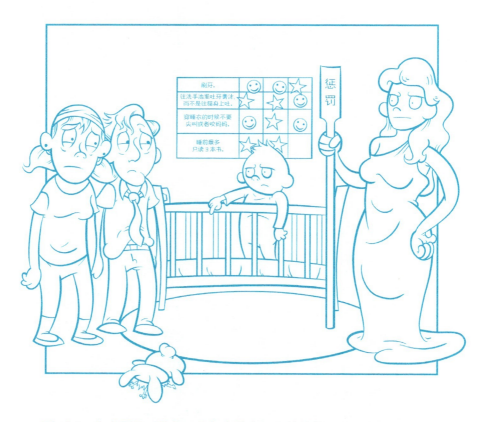

图 13.1　宝宝要是睡前把玩具扔在地上，那就等第二天睡醒了再捡起来

有时候，在一个没有戒备的激动时刻，我们会说出一些并不是我们想表达的话："如果你再把小兔兔从床上扔下去，我就把它扔到垃圾桶里！"如果你还没想清楚的话已经从嘴里冒了出来，那就马上离开"作案"现场，花几分钟时间让自己冷静下来。

你实际上想说的是什么？"今晚我不会再把小兔兔给你捡起来了，所以，如果你把它从床上扔下去，它就得在地板上过夜了。你明天早上才能再和它玩。"

❷ **填补他们的空缺。**耐力测试的发生是因为孩子就是孩子，但有时，这是因为他们的"情感桶"空空如也。孩子们需要你和他们在一起的时候把情感全部投入，对孩子们来说，耐力测试是一个吸引你注意力的有效方法，就算是负面的关注也行。

想要填满他们情感的空缺，你需要做一些他们感兴趣的事情，比如读书、玩沙子、追逐、挠痒痒等，并且在你做这些事的时候，给予他们你全部的注意力。这不需要持续几个小时，只需要一天中抽出一点时间，对你们关系的这种投资将使你的孩子在该睡觉的时候更容易与你分开。

❸ **不要奖励耐力测试。**让我们想一下，孩子进行耐力测试不仅仅是为了躲避睡觉，也是为了获得你的陪伴时间和注意力。即使是负面的关注也胜过不关注，所以你精心准备的关于睡前为什么该停止唱歌的说教，最终只会促使孩子唱得更多。因此大多数入睡时应对耐力测试的策略是忽视孩子的这种行为。虽然你可能不想让你的孩子脱

掉睡衣裸着身子睡觉，但回去让他把睡衣重新穿上只会促使更多这样的行为。如果能保证安全和健康，你应该忽视孩子的这些行为。

❹ **下定决心是基础。**我讨厌"尝试"这个词。当父母告诉我，他们将"尝试"某事时，这说明他们并没有真正致力于改变。你可以"尝试"练瑜伽或一个新的蛋糕配方，但说到应对耐力测试，你就需要坚定地"去做"。我们可以谈论奖励图表、夜灯和入睡前习惯活动直到天亮，但现实是，你计划的细节并没有你真正下定决心的一半重要。

❺ **给你的孩子尽可能多的自我掌控权力。**我们总是对孩子说"不行"。不行，你不能把那个放进嘴里；不行，我不会给你买的；不行，你不能像骑小马一样骑这只狗。只要有可能就让他们自己做决定，问问他们想进行什么样的入睡前活动，最后一步一定是"妈妈或爸爸说完晚安后离开"，但这之前的一切活动都完全取决于他们。让他们挑选自己的睡衣、睡前读物、睡前歌曲等。在非必要的时候少对他们说"不行"。

❻ **让孩子们为成功做好准备。**"棉花糖实验"告诉了我们一件事：小孩没有自控能力。让年幼的孩子在入睡前有大量的自由时间，却要求他们不利用这种自由，这会让他们产生挫败感。设置物理屏障，比如婴儿床、隔离门、关闭的房门等，只是在承认你认为孩子的年龄过小和成熟度不够的现实。

大孩子可以拥有一个全新的儿童床

人们常常认为，他们的孩子已经"长大"了，不适合睡婴儿床了，如果孩子有更多的自由空间，可能会睡得更好。最好的情况就是你的孩子睡在儿童大床上就跟他们睡在婴儿床里一样安稳。儿童大床能给予孩子的自由，但可能解决不了睡眠问题，反而往往还会加重他们的睡眠问题。因此，清楚自己为什么要把孩子从婴儿床里搬出来是很重要的，这样你就可以确定这是不是一个正确的举动。

搬到儿童大床上的正确理由

你的孩子可能会不断地从婴儿床里爬出来，爬的过程中可能会弄伤自己。凌晨 2 点，你被碰撞声吵醒，发现你 2 岁的孩子正在地毯上哭泣。你们俩都对刚刚发生的事感到震惊。但是尽量不要惊慌，通常孩子们会这样尝试 1 次或 2 次，之后他们就会意识到摔倒在地板上并不像他们想象中那么好玩，他们就不会再爬出来了。然而，如果你的孩子是一个执着的婴儿床攀爬者，那就是时候换到儿童大床上了。

你的孩子已经足够大了，不需要再睡在婴儿床里了，通常情况下是在他们 3 岁生日之后。随着孩子年龄的增长，他们调节自己行为的能力也会增强，所以他们在行事时会逐渐能够理解和执行家庭中设定的规则，比如"入睡的时候该躺在床上"。

搬到儿童大床上的几个不太好的理由

为了解决睡眠问题。正如前面提到的，换床睡不太可能真正解决问题，而且可能会使事情变得更糟。

你需要为另一个刚出生的孩子准备婴儿床。准备第 1 个孩子的房间是份不轻松的工作，包括颜色协调、装修风格都需要设计和考虑。之后出生的孩子就不会得到这种全身心的对待。尽管设计婴儿床时没有为后出生的孩子考虑多少，却会认为把床腾给新出生的婴儿是很自然的事。

然而，如果你的第 1 个孩子小于 2 岁半，并且家里还算宽裕，我建议你投资第 2 个婴儿床。如果第 2 个孩子出生时，你的大孩子已经 3 岁或更大，或由于金钱、物流等原因，新买一个婴儿床不现实，你可能就需要把大孩子换到儿童大床上了。理想的做法是，你应该在新生儿出生前 3 ~ 6 个月做出这种改变，这样你的孩子就不会产生因给小弟弟或小妹妹腾出空间而被排挤到一边的感觉了。

换床行动

确保安全。有些孩子会一直待在儿童大床上直到你来抱他们起床。但是有的孩子会在你不知情的情况下，自己起来悄无声息地到处乱爬。如果你打算给孩子换床，首先要确保他们进驻的卧室里没有安全隐患，比如可以翻倒的家具、裸露的电源线、可能碰到的电源插座、窒息危险等。因为在你不在场的情况下，你的孩子可能会接触到这些危险的东西。

如果你的孩子可以去整个房子的每个地方，要考虑他们有极大的可能性离开房间而不叫醒你。

是否有你会担心的安全隐患？你打算怎么处理这些隐患？有没有办法在走廊的尽头安装一个隔离门，把你的孩子限制在房子的某个角落？到孩子可能进入的每一个房间看看，然后问问你自己："我 3 岁的孩子到这里会搞什么样的恶作剧呢？"答案是："各种各样！"

制订计划。某天下午，你可能就会带着一张儿童大床出现，说："看，宝贝，从现在开始，你就睡这张床了。很酷，对吧？"但我不建议你这么做。你应该：

☽ 在搬到儿童大床上之前，就与大孩子谈谈要换床睡的事。这是一个很好的午餐话题，但绝对不要提到这是为了新生的婴儿。"我们把你所有的好东西都给了新出生的宝宝"，这听起来感觉不太好。一切以大孩子为中心："我们给你买了一张新床，因为你越长越大，你的成长需要空间啊！"

☽ 让你的孩子参与进来。如果你要买新床垫或床头板，让你的孩子帮你挑选。让他们自己挑选新床单，选择一种新的玩偶作为他们特别的"大床伴"。"这是很有趣的事情，孩子们喜欢自己做决定！"

☽ 谈谈睡在儿童大床上的规则。提示：它们与睡在婴儿床上的规则大致相同。如果他们睡不着，他们能做些什么呢？他们不能做什么？你不在身边，他们可以下床吗？他们可以离开房间吗？通常，用图片制作一个可视图表会很有帮助，拿出你的亮片胶水吧！

☽ 给予温柔的提醒。"我爱你，宝贝，你早上醒来的时候，我会用大大的拥抱和亲吻让你起床！"

☽ 设定一个可视的提示，提醒你好动的孩子，现在不是起床的时候。如果你还没有这样的提示器，计时器上的夜灯又可以派上用场了。

通常，你的孩子也会因为"漂亮的新床"而兴奋不已。

家里迎来新宝宝前后的准备

尽管学龄前的孩子们在很多事情上都非常擅长，比如咯咯笑、挖鼻孔、探索未知事物等，可他们却是出了名的不善于分享。在你的新宝宝出生前后，你可以做很多事情来帮助你的大孩子更好地适应新变化。

新宝宝出生前

🌙 如果你和你现在的孩子有任何尚未解决的睡眠问题，你得想出一个计划，在新宝宝出生前把这些问题解决。

🌙 培养孩子的耐性，让他们学会等待期望的活动或结果。养育一个新生儿，意味着你无法对现在的孩子做出及时的回应，所以现在就练习延迟满足。

🌙 少抱着或背着大孩子出门，要让他练习安全地过马路、乖乖地坐在购物车里，等等。

🌙 不要为你的孩子做任何他们自己能做的事。梯凳很有用，再考虑装一个方便的零食抽屉。

🌙 在新宝宝出生前，让孩子做出大的改变，比如换床、学会蹲便盆等，这样他们的成长过程中就会有值得骄傲的闪光点，而不是感觉被推到了一边。

🌙 你是管事儿的，孩子不是。这是建立明确界限的好时机。

🌙 参加游戏小组、学前班和玩伴聚会等是帮助孩子习惯和其他孩子相处的好方法。

🌙 有一个固定的"安静时间"，这样你的孩子就会习惯独处。练习走出房间并对他说："我10分钟后回来和你一起玩。"这有助于开发孩子独立玩耍的能力，并让他们知道，你还有其他事情要做。

🌙 把新生婴儿称作"我们家的孩子"。

🌙 记住，孩子是有适应能力的。他们不会因为这样的经历受到伤害，这是一种新的家庭生活！

当你分娩的时候

> 🌙 试着事先为你的孩子做好准备，让他们知道你要离开几天。准备一些过渡代替物：把睡前故事或歌曲录下来，制作一本有你们合影的相册，或者让他们在你不在的时候照看一些东西，比如喂鱼，或是一起烤个蛋糕，把蛋糕冻起来，这样，当你生完孩子从医院回到家时，就可以开一个小型派对了。
>
> 🌙 在屋子里藏一个惊喜，从医院打电话，告诉孩子如何找到它。
>
> 🌙 尽量让孩子的日常活动有规律性。
>
> 🌙 给他们一个"重要的任务"去做，比如给朋友和亲人打电话，告诉他们新宝宝的情况。
>
> 🌙 把孩子的照片带到医院，一定放在他来探望的时候能看到的地方。
>
> 🌙 当你的大孩子来医院看你的时候，不要让其他客人来。在你的孩子来到病房的时候，尽量不要把新出生的宝宝抱在怀里。你的大孩子最想见到你！
>
> 🌙 如果你要给你的大孩子买一件庆祝礼物，选一件能反映他们又长大了一点、懂事了一点的礼物，是个不错的主意。

当你回到家里

🌙 当你回家的时候，让别人把新生儿抱进屋。

🌙 试着在没有访客打扰的情况下度过一天，这样你们就可以依偎在一起，开始试着建立"新的家庭"。

🌙 无论你为改变做好了多么充分的准备，他们都会有一些矛盾的情绪。不要跟你的孩子说他们对新宝宝应该是什么感受，比如说"你当然不会真的讨厌自己的弟弟妹妹！"。试着让他们明白它们的感受是正常的："有时候，当事情变得与你习惯的不一样时，你觉得很难适应是很正常的。"

🌙 让孩子知道他所有的感觉都是正常的，我们可以理解"有时你觉得自己不再是唯一的宝贝"。但同时也要设定底线："你不一定要喜欢他，但你不能伤害他。"不需要紧张，大孩子讨厌新宝宝并不能预示他们未来的关系！

🌙 大孩子可能会感到愤怒或嫉妒，但也不应该让他为此而感到内疚，有时当哥哥姐姐也不容易。

🌙 永远不要为又生了一个宝宝或家庭发生的变化而道歉。

🌙 用多种方式与孩子交流，告诉他，他是不可替代的："你是这个世界上我最喜欢的3岁孩子！""琳赛有你这样的哥哥，多么幸运啊！""看看你和她说话的时候，她笑得多开心呀！"

🌙 确保大孩子能听到的情况下，和新宝宝讲关于他的事："你昨天在公园里看到你姐姐了吗？她喜欢爬那棵大树！有一天她也会教你怎么爬那棵树。"

- 当与大孩子的互动被打断时，要解释清楚这只是暂时的。

- 偶尔"要求"新宝宝等你完成正在和大孩子一起做的事。

- 尽量不要剥夺大孩子得到的关注，但也不要过分关注。不要给他们准备成堆的生日礼物或好吃的，这传递出了你充满了负罪感这个信息，大孩子会对这个变化感到不舒服。

- 给大孩子更多大人才有的"特权"。

- 安排一对一的时间和你的大孩子待在一起，不是因为新宝宝，而是因为你喜欢他们，想和他们在一起。理想情况下，互动时间的长短是可预知的，并且可以每天都在同一时间进行。

- 哺乳或喂食往往是最容易引起忌妒的。在你喂奶时，为你的大孩子提供玩具、零食、书籍、有声读物、乐器、绘画用品等，但仅限于哺乳或喂食的时候。

- 邀请你的大孩子坐在你旁边，拥抱他们，让他们给你帮忙。你们也可以一起编故事，在你喂奶时，让他们给你和新宝宝"读书"。

- 使用婴儿的抓握反射来告诉你的大孩子，如何从新宝宝那里得到"手指拥抱"。新生儿会用他的手紧紧地攥住大孩子的手指，这是一个很好的方式，让他们可以温和地互动，而不是让大孩子给新生儿一个大大的过度热情的熊抱。

- 养宠物和准备依恋物是有帮助的。

- 大孩子"想象的玩伴"经常出现在这个时候。这完全没问题！

- 最好让大孩子引领兄弟姐妹的关系按自己的步调发展，不要试图强迫或控制他们的这种关系。

- 给孩子们多拍些合影照片，并以此为乐。

小心新生儿带来的睡眠反弹

在最初的 3 ~ 6 个月里，大多数大孩子似乎不担心新生儿的到来。我的经验理论是，这只是暂时的，他们以为新生儿的到来会有点不愉快，但可以忍一忍。但是一旦你的大孩子们意识到新生儿实际上是一个永久的固定存在时，睡眠问题就会再次爆发。

这就是新生儿带来的睡眠反弹。新生儿回家儿个月后，你的大孩子就开始抗拒入睡，不想小睡，或者晚上定时醒来。对于刚刚度过并再次迎来充满挑战的新生儿阶段的父母来说，这往往又是一段艰难的时期，所以当你的大孩子开始出现睡眠问题时，你很容易感到恐慌："哦，这也有点太无情了吧？"

当你 3 岁的孩子开始在凌晨 2 点叫你的时候，你就会冲进去，因为没有人愿意吵醒小婴儿，这样，你的大孩子就会发现他花费了很少的精力，却立刻得到了你的全部关注。这个时候，你很难设定明确的界限，毕竟这是一个巨大的转变，我们中的许多人会感到内疚，并想念与深爱的大孩子一对一的相处时光。

但这并不是说，你应该让你的内疚和这种情况继续下去。这是一个过渡时期，你的三口之家变成了四口之家，这需要各方都做出一些调整，但这并不意味着大孩子们可以在半夜为所欲为。

产生睡眠反弹现象意味着大孩子在恳求你的关注。与其在入睡时间或凌晨 2 点提供关注，不如在白天抽出时间多陪陪他们。因为这是你的大孩子每天可指望的，能得到你全身心关注的时间。也许就 30 分钟，你陪他在沙坑里玩耍；也许，在新生婴儿小睡时，去陪陪大孩子，而不是去洗碗。

你一般很容易会被新生儿的需求牵动，但是，抽出一些时间与大孩子进行情感上的交流也是至关重要的，要做到这一点具有非常大的挑战性，对单亲父母来说更是如此，而且需要一些创意。不要羞于开口求人，可以打电话寻求支援，或花点钱雇人帮忙。

应对耐力测试的所有策略也适用于应对这种睡眠反弹。新生婴儿很可爱，但照顾起来也十分辛苦，因此很难有足够的毅力来制作带亮片的睡前时间图表，也很难坚持与你的大孩子定下的规则。但是，投入你有限的时间和精力去做这些事，一定会得到回报，因为在接下来的 4 个月里，你就不必在凌晨 3 点哄你的大孩子再次入睡了。你不必整夜醒来，使你和你的大孩子都因睡眠不足而变得脾气暴躁。现在，健康的睡眠对你的大孩子的重要性不亚于他们还是婴儿的时候。

双胞胎或多胞胎父母要注意什么？

令人高兴的是，这本书中的所有内容也适用于多胞胎的情况。**然而，多胞胎的父母们，一定要注意以下这些重要的补充。**

多胞胎更有可能早产，50% 的双胞胎和 90% 的三胞胎都是早产儿。如果你的宝宝是早产儿，你需要格外注意，确保宝宝睡眠环境的安全，因为早产儿罹患婴儿猝死综合征的风险率更高。并且你还应该注意使用他们的足月年龄，而不是实际年龄，来遵循相应的指导原则。

在睡眠方面，早产儿需要一段时间赶上足月产同龄孩子。所以，当你 3 个月大的双胞胎还在小睡 20 分钟的时候，不要认为自己是个失败者。按照你自己的步骤来。要对自己和孩子有信心。他们准备好了，就会做到了。

减少夜间醒来的次数。这是一个至关重要的策略。如果一个婴儿饿着肚子醒来，那么这对双胞胎就都需要喂饱，同步策略是必不可少的。

使用睡眠辅助工具。在他们还小的时候，尽可能多地使用合适的睡眠辅助工具。

尽早把培养自主入睡习惯作为首要任务。理想情况下，在宝宝 3 ~ 5 个月大时，这是可以成功实现的目标，错过这段时间，它就会成为一个恼人的大问题。

"跟着宝宝走"这个概念，并不适合你们。想办法让多胎婴儿同时吃奶、同时小睡或入睡是至关重要的。不要羞于寻求帮助，可以向专家求助。

根据事例反馈，多胞胎婴儿能很好地共享一个房间，通常不会因哭泣或焦躁而吵醒对方。然而，如果你发现你的孩子经常互相干扰对方的睡眠，他们可能就需要暂时分开睡觉了，即使这意味着你的生活空间得进行一些创造性的重新配置。

给每个婴儿自己的婴儿床。许多新生双胞胎的父母选择让孩子们共用一个婴儿床，没有任何令人信服的证据表明这样睡是安全或是危险的。由于缺乏依据，美国儿科学会不建议父母采取这种做法。

和兄弟姐妹在一间房里睡

选择让你的孩子们共用一个房间，或不共用一个房间完全取决于你。

因此，要找出怎样做对你的家庭来说最可行，并且确信，你做的任何选择都是最好的。做决定时还有一个重要的因素应该考虑，那就是安全性。

出于实用性和安全性的考虑，新生儿经常与父母共用房间，但大多数父母都会计划让孩子最终搬出他们的房间。有时父母会让他们搬去和年长的孩子一起住，这很好，除非你的大孩子不满 3 岁。

将 2 岁或 3 岁的孩子，尤其是已不在婴儿床里睡觉的孩子与新生婴儿放在一起睡，很有可能会产生安全问题。两个都睡在婴儿床上的孩子可以安全地共用一个房间，但如果一个孩子不睡在婴儿床里，或者很容易爬出来时，就需要等到年长的孩子足够成熟，可以单独和婴儿在一起睡觉时再共用房间。

年纪还小的孩子并不总是理解对婴儿来说什么是安全的选择。他们可能会试图给婴儿床里的婴儿一个小玩具作为"礼物"，却没有意识到，这实际上有可能会引发婴儿窒息。他们可能认为婴儿看起来很冷，就把自己的一条毯子给婴儿盖上，而这有可能会诱发婴儿猝死综合征。

自主入睡学习计划和兄弟姐妹

父母有时担心，实行自主入睡学习计划会导致婴儿哭泣，吵醒大孩子，这样就没人能睡得着觉了。这种担忧也正常，但远没有你想象的那么严重。

婴儿的哭声对你的干扰远远超过对其他人的干扰。相信我，你的大孩子并不真的那么在乎，不是说晚上的哭闹一次都不会吵醒哥哥姐姐，这是不可能的，只是说相对不太在乎。

如果你还有另外一个大些的孩子，并且你正在实施自主入睡学习计划，以下有一些可供参考的建议：

🌙 以符合大孩子年龄的方式跟他谈论这件事。"我们要帮助小宝宝学会更好地睡觉。这真的很重要，这样他才能茁壮成长！但一开始可能很难。因为婴儿不会说话，你可能会听到他在哭。但我们想让你知道，爸爸妈妈会照顾他，不用担心。"然后问他就这件事是否有什么问题或担心，大多数情况下，你会发现他对此根本就不屑一顾，他只会问你什么时候可以吃零食。

☽ 让你的大孩子使用白噪声，向他解释，这有助于防止婴儿吵醒他。

☽ 如果某个晚上的哭声吵醒了他，轻轻地安抚他回到床上，并向他强调，这事儿由你来管，你正在照顾婴儿，婴儿现在很好。

如何帮宝宝舒缓噩梦和夜惊带来的恐惧？

有时，年幼的孩子在晚上醒来时会明显感到不安、迷茫，甚至伤心欲绝。他们可能会心烦意乱，其中许多原因在本书中都有讨论。然而，**如果你的孩子是自主入睡的，睡眠联想也没有问题，但仍然经常会在醒来后心烦意乱呢？**

罪魁祸首最有可能是"部分唤醒的异态睡眠"。这是一种奇特的科学说法，意思是"你的孩子刚从非快速眼动睡眠阶段醒来或处于半醒"。年幼的孩子醒来时，可能会打战、困惑、不安、慌乱，说些毫无意义的话，或表现得像受到了惊吓一样。他们可能会大喊大叫、认不出你或是不回应你。这些场景通常发生在深夜的早些时候，不用说，当2岁的孩子看上去认不出父母是谁，或者尖叫着"滚出去！"的时候，父母会非常的慌乱。父母经常把这些事件误认为是夜惊，但夜惊这种情况通常发生在年龄较大的孩子身上（4 ~ 12岁）。

有时，这些事情确实会发生，但旅行、疾病、睡眠不足、日托转换、不规律的小睡，或睡前清醒时间过长，都会加剧这种情况。避免异态睡眠是要保持婴儿睡眠习惯一致的另一个原因，"习惯女神"一直在注视着你，这是一项有回报的投资。

夜惊与噩梦

弄清楚孩子晚上醒来的原因有些难，因为他们还无法使用正确的表达来告诉你为什么。我们不想加剧孩子醒来，寻找父母的这种行为，不管这种行为是由想得到父母关注的愿望驱使的，还是由逃避、焦虑或恐惧驱使的。毕竟，我们只是希望孩子和我们自己都能睡个好觉！

如果这种行为是由恐惧或焦虑引起的，比如真的害怕噩梦，那么你的孩子是在试图逃避可怕的事情，也就是睡眠或独处。研究表明，如果我们有可用的工具来处理焦虑（见下文），那么直面恐惧是克服恐惧的最好方法！就像夜醒这种行为，为了避免加剧恐惧或焦虑，你不要让孩子推迟或逃避睡眠，或逃避独处。

那么，当你的孩子告诉你，他刚刚做了一个噩梦时，你该如何回应呢？

去找你的孩子，而不是让孩子来找你，我们大多数人都生活在能听到孩子呼喊声的房子里。让孩子爬上你的床是很容易的，因为这样双方都能很快地重新入睡。

但随之而来的是，这种情况很可能会持续下去，直到你有了一个固定的"迷你床伴"。此外，孩子起床走到你身边，只会进一步让他清醒，让他更难重新入睡。你从孩子床边离开让孩子恢复自主入睡，可比你让孩子从你床边离开再让他恢复自主入睡容易得多！这一原则同样适用于儿童生病的时候。

孩子在晚上受到惊吓或难以入睡时，给予孩子一定的关心并核实情况。这对父母和孩子都好，因为这不会让你忽视孩子的感受，会让孩子感觉到"被倾听"，这也是让孩子继续独自睡觉所必需的。没有人愿意听别人的话，或信任他们所提供的帮助，除非我们觉得对方理解了我们的观点。实际上，一句话、一个拥抱、一个吻，或轻抚一下后背，有时就足够了。

给孩子提供一些应对恐惧的技巧或工具，例如使用腹式呼吸，或想一些开心的事情，下文有更多详细信息，关于如何教孩子腹式呼吸和其他可以静心的方法。

在家严格遵守睡觉时的规则。如果你认为孩子夜醒很大程度是行为上的，那么这种方法应该既充分又有效。

如果夜醒背后有潜在的恐惧或焦虑，你可能就需要考虑在夜晚来临前引入、练习并确保孩子掌握解决这个问题的方法，而不是在夜间。这些技能也可以传授给看上去并不焦虑的孩子，因为了解这些技能通常有助于自我管理。**这些焦虑管理工具包括以下 4 种方式。**

1. **腹式呼吸（又称横膈膜式呼吸）。**当一个人焦虑或不安的时候，可能会变得呼吸困难，感觉没有吸入足够的氧气，这会迫使他呼吸频率加快，以获得充足的氧气。腹式呼吸有助于缓解这种情况，避免换气过度。

此外，深呼吸还可以：

> ☽ 镇静神经系统　　　　☽ 降低心率
>
> ☽ 降低血压　　　　　　☽ 刺激免疫系统
>
> ☽ 减少出汗和降低体温　☽ 分散注意力！
>
> ☽ 减缓脑电波，"让大脑平静下来"

学习如何正确使用深呼吸来获得上述好处没有想象中的那么容易。因此要教你的孩子以下方法：

❶ 让孩子平躺在地板上、床上或长沙发上。你最好同孩子一起练习这个技巧，入睡时间是一个很好的练习时机。

❷ 告诉你的孩子，慢慢地用鼻子吸气。

❸ 注意腹部，而不是胸部。让孩子一只手放在肚子上，另一只手放在胸口上，此时只有腹部在上下起伏。

❹ 告诉你的孩子，假装肚子里有个"气球"。可以问孩子："你的气球是什么颜色的？"然后给"气球"充气。

❺ 腹部应该变大，注意，不是用肌肉使腹部变大。

❻ 告诉孩子，慢慢地用嘴往外呼气，提示孩子，不要先让"气球"中所有的气出去，要先让气体充满"气球"！

❼ 想象从"气球"里呼出所有的空气。

❽ 腹部应该变平了。

❾ 重复 5 次该过程。

一旦你的孩子掌握了这个放松技巧，就鼓励他在感到焦虑的时候使用它。

2. **可视化**。可视化是一种很好的应对焦虑的方法。但是要记住，为了让可视化发挥作用，你的孩子必须选择足够吸引他的东西，这样他就不能继续思考那些让他焦虑的事情了。让你的孩子想象一个轻松的场景，比如最近一次去海滩的旅行。鼓励他以故事的形式列出所有感觉到的东西，听到了什么？闻到了什么？感觉到了什么？看到了什么？对于一些孩子来说，刚开始的时候，出声地为他们示范如何去做，或者把你示范的过程记录下来，可能更有助于教会他们这项技能。

3. **平静的自言自语**。鼓励他使用积极的应对话语,比如"一切都好""我很安全""黑暗中和光明中的一切都是一样的，只是我看不见而已"。对你的孩子来说，这些想法必须是准确可信的，所以我们不能用"我不害怕"来代替恐惧的想法。

制订其他积极的激励计划也不失为有效的方法，不管孩子是有焦虑问题还是行为上的问题，它们都可以使孩子在夜间自主入睡。当某件事很难或者我们不想做的时候，一点点激励就可以有很大的帮助!

4. **和孩子们谈论噩梦**。白天，如果你的孩子想和你讲讲他做的噩梦或他的恐惧，没问题。不过要注意的是，孩子们经常会不停地讲述某一件事情，一遍，一遍，又一遍!尽管有时这种处理方式可能会有帮助，但通常要将关注点放在回应积极的一面，例如"我当时真的很害怕，但后来意识到，我是安全的"，而不是消极的一面，例如"太吓人了。我努力想逃跑，就是逃不掉"。不要让他通过复述来强调恐惧。

在听了孩子的恐惧或噩梦之后，你可以告诉孩子，当噩梦发生时，身体会有哪些感觉，如心跳加快、肌肉变紧、呼吸变得浅而急促、体温升高等，以此来进一步解释为什么这种经历是不愉快的。

告诉孩子，当他醒着时感到害怕，或生气、窘迫的时候，也会发生同样的事情。和他们谈谈，你是如何使用前面讨论的工具来帮助你处理这些感觉的。鼓励孩子感受到控制噩梦的力量，让孩子认识到，这些噩梦、恐惧都是在他们的头脑中自己塑造出来的，所以，也是可以在大脑里被改变的。我可能会让孩子画一张关于他的噩梦的画，然后改变一些细节，让这幅画变得有趣。

随着恐惧变得更加合理和现实，我们帮助孩子应对就会变得更加困难，因为我们不能再给孩子使用他们小时候用过的方法，我们不能给他们同样简单的安全保证。你可以向 3 岁的孩子保证怪物永远不会攻击他，但你不能向 6 岁的孩子保证家里永远不会遭遇抢劫。作为父母，我们想这样，因为我们喜欢为孩子"处理"事情，做不到这一点，我们就会感到不安。事实上，我们遇到这种情况是好事，因为这会迫使我们为孩子做一些更好的事情：教他们一生都会需要的应对技巧！

根据恐惧发生的可能性，将恐惧保持在适当的水平会有帮助，让孩子想想"有人闯入过我们的房子吗？或你朋友的房子吗？"，在可控范围内减少焦虑，而不是强调我们不可控的因素。

一旦孩子们学会了这些方法，当以后出现这种担忧时，我会用同样的问题反问他们，例如"我听说你担心有人会闯入我们家。我们该怎么做才能防止这种情况发生呢？"目的是把"安抚者"的角色转移到孩子身上，这样他就能够独立处理自己的担忧了。

当然，这些策略只有在恐惧是真实的且不太可能发生的情况下才有效，对一些孩子来说，当恐惧超出了可控的范围，这些回应是远远不够的。如果出现这种情况，可能是时候寻求专业的帮助了，因为孩子可能正在面临一种需要医治才能好转的焦虑症。

在黑暗中做游戏

要减少对黑暗的普遍恐惧，你可以玩一个"游戏"，这个游戏来自唐·许布纳（Dawn Huebner）博士写的一部著名的作品《怕黑不敢一个人睡觉怎么办？》(*What to Do When You Dread Your Bed*)。这个游戏本质上是一个跟物体捉迷藏的游戏，有人隐藏了一个物体，孩子试着去找到它。

开始时，可以白天在一个房间里玩这个游戏，然后逐渐发展到白天在多个房间里玩。这会鼓励孩子在没有大人陪伴的情况下进入其他房间冒险，这是让孩子在黑暗中独自一人时，仍旧感觉良好的先决条件。接下来，将游戏放到晚上玩，最开始时，所有的灯都开着，但随着时间的推移，逐渐将灯都关掉，这样孩子在进入房间时，就必须自己打开灯。最后保证孩子能够在黑暗中做游戏，可以打开手电筒、夜灯或壁橱灯。

为了保持游戏的趣味性，你可以计时，并让所有没有参与藏物体的家庭成员试着找到物体或提供线索，就像寻宝游戏一样。这个游戏背后的想法是让孩子逐步直面恐惧，在应对身处黑暗中的焦虑时，这是一个很好的处理方法！

总之，你可以采取很多有创意的方法，来解决较大孩子的睡眠和入睡问题，可以把事情跟他讲清楚了。你可以根据你自己的育儿方式随意修改这里建议的所有方法。对大一点的孩子来说，解决睡眠问题的关键是诚实和习惯的始终如一，"习惯女神"可不会跟你闹着玩。

结　语

给新手父母们的一封信

也许结语是唯一能由我来决定的地方。真让人兴奋啊！请原谅，我正陶醉在这一刻。

在本书的开头，我答应过你，要和你分享我希望自己在育儿的艰难时期就知道的一切。天哪，那段时间对我们来说简直是最黑暗的日子。我们感到困惑和无助，我知道事情很糟糕，但我想这就是我们的生活，我们可怕的生活。

但你知道吗？我们并不是无助的，我们本可以做很多事情来让一切变得更好。这就是本书的意义，为了你的孩子和你的家庭，学习怎样做能让一切变得更好。这是我对你的希望，希望你能用知识和信心把自己武装起来，让一切好起来。

我经常见到聪明能干的人由于睡眠不足而变得特别低落，以至于他们的信心都要消失了，他们觉得一切都是自己的错，或者觉得是自己把事情搞得一团糟，还无法补救，所以他们是糟糕的父母。

记住，我们都不是糟糕的父母。

这是一件棘手的事情，前进的道路很少是清晰或笔直的。

但我知道你是一个很棒的、了不起的、充满爱的家长。如果你不是，你就不会读这本书了。现在你在想办法让你的家人睡得更好，因为这就是伟大的父母所要做的。

这并不容易，但绝对值得一试。

尽管有时你会筋疲力尽，但一定要相信一切都会好起来，要相信你自己，相信你的伴侣，最重要的是，一定要相信你的小宝贝！你的孩子比你想象的更厉害！一定要相信他们有能力解决问题。

我对你和你的孩子充满信心。

亚历克西丝

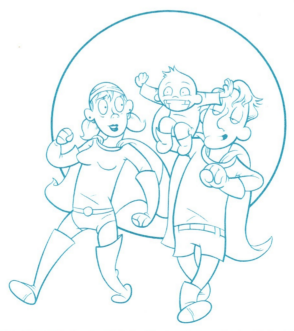

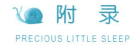
睡眠中潜在的并发症

本附录仅概述了一些可能对孩子的睡眠产生负面影响的常见医学问题，这些问题通常只是暂时的。如果你觉得有什么地方不太对劲，你可以把这里提到的信息作为你与儿科医生进行有效讨论的基础。这些信息不可取代你与儿科医生的讨论内容。

95% 的情况下，宝宝不睡觉的原因是，他们是婴儿。所以，在你匆忙上网搜索之前，请记住，对你孩子身上发生的事情的解释，极有可能仅仅因为他是婴儿。

你应该认为一切都很好，除非有证据表明你的孩子属于那 5% 的婴儿，可能有轻微并发症影响他们的睡眠，在这种情况下，你就应该和儿科医生进行一场有效的讨论了。

婴儿睡眠不好最常见的两个原因是反流和食物过敏，需要明确的是，相对来说，这些问题是相当不常见的。尽管说"睡眠不好"可能有点轻描淡写，但正如任何一个肚子不舒服的孩子的父母会告诉你的那样，你的孩子出现反流或食物过敏的表现通常是无休止的痛哭流涕，几乎没有睡眠。

这感觉就像是一场没完没了的育儿大挑战，让人筋疲力尽，你应该为能挺过去而奖励自己一枚奖章。

婴儿反流

婴儿会吐奶。有的婴儿吐得很厉害，甚至能从房间这边吐到另一边，会在你的家具上、地毯上和衣服上留下大片的痕迹。

如果你的宝宝没有不适，并且在以一种让儿科医生开心的速度成长，那么不管呕吐这件事有多烦人，可能都不是问题。

假设你的宝宝哭得太厉害，你就会开始担心，开始怀疑他为什么这么不开心，会不会是因为反流？

什么是反流？

我们的胃顶部，也就是食管下括约肌处都有一个瓣膜，能让食物进去，又阻止食物出来。对大多数新生儿来说，这种瓣膜并没有发育完全，胃内容物可能会从食道溜出来，从婴儿的嘴里出来。这被称为吐奶或婴儿呕吐，是非常常见的,67%的4个月大婴儿每天至少会呕吐1次。随着时间的推移，瓣膜成熟，胃内容物就会留在胃里,虽然这么说好像有点恶心,但完全无害。

当食道中的食物引起刺激反应时，就会出现这个问题，和患有胃灼热的成年人感觉一样。所以问题不在于往外吐，而在于由此产生的不适。医生称这种正常的婴儿呕吐为胃食管反流或简称反流。

如何知道你的宝宝是否有反流？

你最终需要和儿科医生共同确定你的孩子是否有反流。同时，对婴儿反流是否治疗过度也存在一些争议。

　　婴儿呕吐了，婴儿哭泣了，所以如果"呕吐＋哭泣"是你的诊断标准，那你会看到很多反流的病例，这就解释了为什么在临床试验中，反流药物的效果并不优于安慰剂，因为接受治疗的大多数婴儿实际上一开始就没有反流问题。

　　观察你的宝宝，听从你的直觉。如果你内心的声音在向你尖叫，同时你的宝宝出现了下面列出的多种症状，那么可能是时候和你的儿科医生预约了：

> ☽ 婴儿经常哭泣，基本上每天超过 3 小时。
>
> ☽ 婴儿会在进食后、呕吐时或呕吐后过度哭泣。
>
> ☽ 婴儿会因疼痛而易怒、烦躁或哭泣。
>
> ☽ 婴儿躺着或在汽车座椅上时哭得更厉害。
>
> ☽ 婴儿经常打嗝。
>
> ☽ 婴儿经常咳嗽。
>
> ☽ 婴儿看起来很饿，但在少量进食后，会拒绝吃奶或喝配方奶，但 2 分钟之后可能又会想吃，该过程不断重复。
>
> ☽ 婴儿患慢性耳部感染。
>
> ☽ 婴儿睡眠不好，尤其是在白天。
>
> ☽ 婴儿有慢性喘息性支气管炎。
>
> ☽ 婴儿在进食后会拱起背部。
>
> ☽ 你的育儿本能告诉你，宝宝的肚子疼。
>
> ☽ 婴儿是早产儿，反流在早产儿中更常见。

控制反流

如果你非常怀疑或者你的儿科医生已经确认你的孩子有反流问题，你可以通过多种方法来改变生活方式，以此改善情况。

考虑戒掉奶制品。研究表明，出现反流症状的婴儿50%都患有乳制品不耐受症。此外，有时反流也可能是由牛奶蛋白引起的。

如果你正在哺乳，考虑至少两周内不要在你自己的饮食中添加牛奶蛋白，包括不含乳糖的牛奶或奶酪。乳糖是牛乳中的糖类，不含乳糖的食物仍然含有牛奶蛋白。对大多数婴儿来说，问题不在于乳糖食物，而在于牛奶蛋白，也就是酪蛋白（casein）、酪蛋白酸（caseinate）和酪蛋白钙（calcium caseinate）。

如果你的宝宝是奶瓶喂养的，那就和你的医生谈谈，试着调配一种无乳蛋白配方奶粉。当你去买这些产品的时候，你会发现大部分都很贵，而且还很难吃，婴儿也讨厌它们。

所以，你可能需要逐渐让你的宝宝习惯它们。先把无乳蛋白配方奶和普通配方奶混合起来，让宝宝习惯这种味道。如果你要准备一瓶8盎司（1盎司≈28克）的配方奶，就用3勺（大约9克）普通的乳制品配方奶和1勺不含乳制品的配方奶。几天过后，用2勺普通的乳制品配方奶，2勺无乳配方奶。直到你的宝宝喝的是100%无乳配方奶，为期两周的"无乳制品试验"才正式开始。

让婴儿保持直立。说到衰老，地心引力是你的天敌。但说到反流，地心引力却是你的朋友。如果你想让地心引力保持宝宝的胃内容物不流回食道，那就让他一直垂直于地板站立，尤其是每次喂食后的20～30分钟内。

每时每刻都要安抚。反流婴儿比非反流婴儿需要更多的安抚。如果你的孩子出现反流问题，你不会想和那些没有反流问题的孩子进行比较，那太令人沮丧了。

白天，你的宝宝可能会很烦躁，这是理所当然的。他可能经常哭泣，安抚他可能很难，就像在奥运会上赢得金牌一样难。反流的婴儿很难入睡，更难保持沉睡，小睡就更短，但要记住，很多健康的婴儿小睡也短，所以不要假设你小睡短暂的宝宝也有反流。

你会想要使用一些甚至所有的睡眠辅助工具。安抚奶嘴是一个特别好的选择：它能促进唾液分泌，而唾液是一种天然的抗酸剂。

严格遵守睡眠时间表。通常情况下，婴儿可以在不引起"习惯女神"愤怒的情况下，偶尔错过小睡或是延后入睡时间。然而，无法用现代科学解释的是，"习惯女神"对反流婴儿的父母是无情的，并且会对任何睡眠时间表有细微扰乱的家庭进行猛烈的报复。

你可能会感觉非常孤独无助，因为大多数反流婴儿都需要非常特定的安抚工具才能入睡，不可能在你与朋友在咖啡馆见面的时候，在你的大腿上就开始小睡。父母们经常问："我什么时候才能离开这破房子？"

你的孩子会让你知道的。总有一天，在你尝试变动时间安排的时候，你就会知道你的孩子可以更灵活地处理问题了。

食物增稠。长期以来，人们一直认为，在配方奶或母乳中添加米粉有助于防止婴儿反流。有证据表明，增稠食物确实能够减少婴儿的呕吐量。然而，对于能否降低食道内的酸性还不清楚。引起问题的不是呕吐物，而是胃内容物和食道刺激。

所以你应该给宝宝的奶瓶里加点米粉吗？美国儿科学会建议，这对反流的婴儿来说是值得考虑使用的策略，你可以问问儿科医生。

等待。每过一个月，婴儿的消化道都会更成熟一点，呕吐量和由此引起的不适也会减少。如果情况没有改善，可能是时候考虑药物治疗了，或者可能需要由儿科胃肠专家进行评估。

大多数反流症状会在婴儿 1 岁时完全消退。

食物过敏和不耐受

食物过敏的情况相当普遍，这方面的研究各不相同，但总体统计约有5%的婴儿有食物过敏症状。**然而，要知道你的孩子是否有食物过敏是非常困难的，因为食物过敏的症状大多数会出现在没有食物过敏的婴儿身上，包括：**

- 湿疹
- 粪便中有血或黏液
- 严重的胀气痛或胃痉挛
- 流鼻涕、鼻塞和其他类似感冒的症状
- 呕吐或呕吐物过多
- 腹泻
- 便秘
- 身体和面部皮疹
- 声音沙哑
- 眼睛发痒、流泪或发红

有些婴儿会对配方奶粉或母乳中的某些东西过敏或不耐受。但是，确诊很有难度，因为许多针对婴儿食物问题的测试，如皮肤、血液、活检等，对于 1 岁以下的婴儿来说都不是特别准确。如果你怀疑自己的孩子对食物过敏，你应该去寻求一个合格的儿科医生或过敏症专科医生的帮助。但对于婴儿来说，最有效的诊断工具是你记录的食物日记和所观察到的症状。

几乎 90% 的食物过敏都是因为"七大食物"：

- 小麦
- 鱼
- 坚果
- 大豆
- 贝类
- 鸡蛋
- 牛奶

还有 10% 的食物过敏与其他东西有关,而"其他东西"可以是任何东西。

牛奶蛋白

对于婴儿来说，最常见的食物过敏原是乳制品，更具体地说就是牛奶蛋白(CMP)。牛奶蛋白不同于乳糖,因此即使食物被贴上"无乳糖"的标签,牛奶蛋白也会出现在其中。

如果你只给孩子吃母乳，但怀疑他食物过敏，你可以和儿科医生谈谈做一个 "无乳制品试验"。但请注意，去掉牛奶蛋白比 "不吃奶酪"更难，牛奶蛋白出现在几乎所有加工食品中，所以你需要阅读几乎所有你吃的东西的营养成分配料表，牛奶蛋白有很多名字，包括酪蛋白和酪蛋白酸。

如果你的宝宝喝的是配方奶，请咨询儿科医生关于水解配方奶的试验，该种配方奶含有部分分解的蛋白质，更容易消化，而且不含牛乳蛋白或大豆蛋白。但我要事先提醒你：这些东西很贵，尝起来却像狗饼干，所以让你的宝宝接受这些改变需要一些技巧（请参阅上一节 "婴儿反流"，了解更多信息)。

好消息是，对牛奶过敏的婴儿，通常在从饮食中去除牛奶蛋白后，过敏症状就会很快好转，而且大多数婴儿在 1 周岁后就不再对牛奶蛋白过敏了。

过敏 VS 不耐受

更复杂的情况是，你的宝宝有可能是食物过敏，也可能是不耐受。

真正的过敏症是指身体有一种免疫症状反应：免疫系统会认为某种食物有害，并产生抗体来对抗它。症状是从轻度的皮肤瘙痒到过敏反应。食物不耐受通常与过敏症状重叠，当某种食物刺激消化系统或不易消化时，就会出现这种症状，最典型的症状是消化不良，如腹胀、痉挛、腹泻。不耐受的症状通常会持续较长时间，并且与肠道活动有关，而过敏反应则会在进食后几分钟到几小时后发生，一般还会出现皮肤或呼吸系统问题。

如果你怀疑你的孩子对某些食物有过敏或不耐受的反应，那就开始记录下你们吃的所有东西，记得看营养成分和配料表！还有你在宝宝身上发现的任何变化，如行为变化、出皮疹、呕吐等。如果你的宝宝是配方奶粉喂养的或是在吃固体食物，你就应该为宝宝记下食物日记。

把你的食物记录拿给儿科医生看，讨论食物过敏或不耐受的可能性。我知道你们中的很多人会想越过儿科医生办公室这一步，选择直接把可能造成过敏的食物从饮食中剔除，但这种方式是错误的。

多达 43% 的父母认为，他们的孩子有饮食问题，而实际上只有不到 5% 的孩子真正有这种问题。因此，大部分父母没有必要从孩子的食谱中减少食物，这会对他们自己或孩子的营养摄入产生负面影响。你应该喂孩子一些让他们产生不适的食物吗？当然不应该。那在做饮食安排之前，你应该咨询一下儿科专家吗？当然了。

出牙导致的睡眠问题

是的，出牙并不一定是一个"医学"问题，但它是会发生的，而且无法自然地把它归入任何其他的章节，所以我们在这里讨论一下。

婴儿将在 4 个月到 3 岁之间长出 20 颗新牙齿。没错，你的孩子在出生后的 3 年里几乎一直都在长牙！自人类形成语言能力以来，每一位父母都说过这样的话："我的孩子正在出牙，我们都很痛苦！"父母会给你讲一些关于出牙的可怕之处，**出牙会导致婴儿：**

☽ 腹泻	☽ 发烧	☽ 流鼻涕
☽ 严重的睡眠中断	☽ 皮疹	☽ 极度焦躁

但是研究表明，出牙其实没什么大不了的，我们对出牙的很多可怕的看法可能与出牙并无关系，而是与他们是婴儿有关，出牙只是碰巧发生了。因为无论是否正在长牙，婴儿都会周期性地焦躁，抽泣，发脾气，拉糊状的便便，夜醒的次数也会比平时多。

然而，如果你和100位家长分享这个事实，99位都会说你在骗人。这就是为什么我要把它放在这本书里说，因为你可以对着书大喊大叫，而我实际上根本听不到。

出牙确实会引起一些问题。你可能会注意到你的宝宝在这段时期：

- 🌙 易怒
- 🌙 流口水
- 🌙 不易入睡
- 🌙 总是把所有可以塞进嘴里的东西往嘴里塞
- 🌙 睡不安稳
- 🌙 身上有明显的红色凸起

希望你已经注意到了，整本书提到的导致婴儿难以入睡或保持睡眠的典型原因，都比出牙对睡眠的影响大得多。出牙很少会导致严重的问题，它通常只是一种不幸和常见的麻烦。最合适的反应通常是转移宝宝的注意力，比如出去玩，参加聚会，让宝宝咀嚼一些凉的东西，像毛巾、牙胶等。

使用冷毛巾和咀嚼玩具

一般来说，最好是把东西放在冰箱里冷藏，而不是冷冻，因为硬的和冻硬的东西对牙的伤害远大于帮助。

另外，虽然用非处方含苯佐卡因的出牙凝胶来缓解宝宝的症状很有诱惑力，但我和美国儿科学会都不建议你这样做。这些凝胶并不是非常有效，它们几分钟后就会被洗掉。此外，在极少数情况下，可能会无意中用药过量。所以要坚持用冷毛巾和咀嚼玩具。

白天出牙是一件相对容易处理的事情，应对出牙的策略在晚上实施一般不会有太多的帮助，因为这需要你的孩子主动去握住或咀嚼，以提供有效安抚。虽然你可以在凌晨 2 点冲进孩子的房间，给他们一块冷毛巾让他们咬住，但这种策略并不利于达成你的睡眠目标。

如果你真的觉得你的孩子正遭受着剧烈的牙痛，那就和儿科医生谈谈使用非处方止痛药在夜间帮助孩子解决与牙齿相关的不适的可能性。但要记住：研究表明，他们可能并不是真的痛苦。

睡眠呼吸暂停综合征

睡眠时呼吸暂停是一种罕见的情况，它可能会影响 2% 的儿童，表现为在睡眠期间呼吸部分或完全被阻塞。**呼吸暂停的主要迹象包括：**

- 经常打鼾
- 睡觉时用嘴呼吸
- 睡眠时伸展脖子，以方便呼吸
- 可看到呼吸中的停顿
- 不安或睡眠中断

最常见的需要注意的是睡觉时打鼾或用嘴呼吸，前提是没有感冒，鼻塞的婴儿经常打鼾和用嘴呼吸。有可能婴儿有打鼾但没有呼吸暂停的情况，但是发生任何打鼾的情况都应该与儿科医生一起讨论一下。呼吸暂停通常是一种不明显的症状，但它可能会对孩子产生持久且严重的影响。

如果你和儿科医生都认为，呼吸暂停对你的宝宝来说是个问题，你的宝宝可能就需要被转到睡眠诊所过夜观察。治疗通常包括手术切除扁桃体或腺样体。在极少数情况下，你的医生可能会推荐 C-PAP（正压呼吸机）设备，这是一种孩子戴在鼻子上睡觉的面罩。

不安腿综合征

不安腿综合征（RLS）是一种相对少见的疾病，是指儿童或成人表现出活动双腿的冲动，会感到不舒服，像虫子在皮肤上游走，有麻麻的感觉，运动常常能减轻这种感觉。RLS 会导致严重的睡眠不足，在夜间或不动的时候，活动的冲动会更强烈。

对儿童进行 RLS 诊断很难，但最近的一项研究发现，8 ～ 11 岁的儿童中有 2% 符合 RLS 的诊断标准。它也有很强的遗传成分，所以如果父母一方或双方有 RLS，孩子患病的风险就大得多。如果你学步期或学龄前孩子的睡眠受到了严重的影响，而你又有 RLS 家族史，那么有必要对孩子进行一次医学评估了。

早产儿睡眠注意事项

10 个婴儿中大约会有 1 个是早产儿。大多数情况下，标准的睡眠策略同样适用于早产儿，然而，**有几个重要的问题需要早产儿的父母注意：**

早产婴儿患婴儿猝死综合征的风险更高，因此早产儿的父母需要确保他们的孩子在安全的睡眠环境中仰卧。侧卧和俯卧入睡对早产儿来说非常危险。

早产或出生体重较轻的婴儿经常被放着侧卧或俯卧睡觉。这大概是因为父母正在模仿婴儿在新生儿重症监护室（NICU）内使用的睡眠姿势。请不要这样做，你家并没有 NICU 医务人员用的专业监控设备。

许多早产儿的父母都说，他们的婴儿难以入睡或保持沉睡。

在宝宝醒着的时候，与他们进行肌肤接触会很有帮助。

早产儿对被襁褓包裹的反应特别好，襁褓可以改善出生体重极低的婴儿的神经肌肉发育状况。

在考虑"什么是正常"的时候，早产儿要按照他们的足月年龄来计算，而不是实际出生的年龄。早产儿通常需要一段时间才能赶上他们足月的伙伴，但他们确实可以做到！

对于本附录中介绍的所有问题，请首先假设你的孩子是完全健康的，因为绝大多数情况下，婴儿都是健康的！这里介绍的东西不可能全都适用于你。但是，如果有严重的问题，请咨询儿科医生。儿科医生是了不起的人，他们的工作就是帮助你！

如果没有我的家人、朋友和互联网上那些说"你应该写一本书"的人的不懈支持，这本书就不会存在。给所有的读者一个热烈的拥抱：我们做到了！我也要感谢我那些坚强的读者。我也要感谢我忠实的财务顾问、"小小睡眠"（Precious Little Sleep）管理员协会，感谢他们为这本书出版的每一个重大的决定提供的建议，以及他们对我的支持。他们都有独到的见解，他们的幽默和智慧也让我在写作的过程中受益匪浅。

不用说，我特别感谢我的丈夫，在我努力工作的三年多时间里，他从来没有质疑过我。我爱你。

你们的慷慨和支持这本书的顺利出版成为可能。

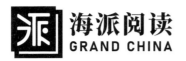

READING
YOUR LIFE

人与知识的美好链接

20 年来，中资海派陪伴数百万读者在阅读中收获更好的事业、更多的财富、更美满的生活和更和谐的人际关系，拓展读者的视界，见证读者的成长和进步。

现在，我们可以通过电子书（微信读书、掌阅、今日头条、得到、当当云阅读、Kindle 等平台），有声书（喜马拉雅等平台），视频解读和线上线下读书会等更多方式，满足不同场景的读者体验。

关注微信公众号"**海派阅读**"，随时了解更多更全的图书及活动资讯，获取更多优惠惊喜。你还可以将阅读需求和建议告诉我们，认识更多志同道合的书友。让派酱陪伴读者们一起成长。

✳ 微信搜一搜　🔍 海派阅读

了解更多图书资讯，请扫描封底下方二维码，加入"中资书院"。

也可以通过以下方式与我们取得联系：

📱 采购热线：18926056206 / 18926056062　　📞 服务热线：0755-25970306

✉ 投稿请至：szmiss@126.com　　◎ 新浪微博：中资海派图书

更 多 精 彩 请 访 问 中 资 海 派 官 网　　(www.hpbook.com.cn ▷)